医疗项目管理

一套多样化的方法技术集合

(美) 丽莎·安妮·波夫 (Lisa Anne Bove)　　等著

俞晔　周永　袁凤　肖俊杰　郭程　等译

Project Management Skills for Healthcare-
Methods and Techniques for Diverse Skillsets

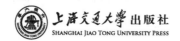

上海交通大学出版社
SHANGHAI JIAO TONG UNIVERSITY PRESS

内容提要

本书介绍了在医疗健康领域成功管理项目必备的技能、常见的一些误区以及重难点的不同处理方法。全书分为三个板块：第一个板块为对项目管理常见概念的定义以及其中常见流程的简单介绍；第二个板块开始从新手级别细化，分别介绍启动、计划、执行、监督控制和收尾流程组所需要进行的工作；第三个板块则更进一步，从专家级项目经理的角度出发，详细阐述五个流程组的管理过程需要注意的问题。

图书在版编目（ＣＩＰ）数据

医疗项目管理：一套多样化的方法技术集合 ／（美）
丽莎·安妮·波夫（Lisa Anne Bove）等著；俞晔等译
. — 上海：上海交通大学出版社，2022.6
  ISBN 978-7-313-26657-6

Ⅰ.①医… Ⅱ.①丽…②俞… Ⅲ.①医院-项目管
理 Ⅳ.①R197.32

中国版本图书馆 CIP 数据核字（2022）第 037220 号

医疗项目管理：一套多样化的方法技术集合
YILIAO XIANGMU GUANGLI：YITAO DUOYANGHUA DE FANGFA JISHU JIHE

著　　者：	[美]丽莎·安妮·波夫(Lisa Anne Bove) 等		
译　　者：	俞晔 等		
出版发行：	上海交通大学出版社	地　　址：	上海市番禺路 951 号
邮政编码：	200030	电　　话：	021-64071208
印　　刷：	上海景条印刷有限公司	经　　销：	全国新华书店
开　　本：	710mm×1000mm　1/16	印　　张：	8.75
字　　数：	123 千字		
版　　次：	2022 年 6 月第 1 版	印　　次：	2022 年 6 月第 1 次印刷
书　　号：	ISBN 978-7-313-26657-6		
定　　价：	59.00 元		

译者委员会

主　译：俞　晔　周　永　袁　凤　肖俊杰　郭　程
副主译：方圆圆　丁小轩　姜　婷　徐静芬　姜　宏

译者委员会：（按姓氏笔画排列）

丁小轩	丁　梦	万　文	马　磊	方　芳	方圆圆
田晓洁	邓　璇	成　杰	吕雯倩	任　臻	华莹奇
刘友军	刘　芳	刘　玮	刘海平	刘　琍	江一峰
汤昊宬	许冠吾	许彬彬	许　翔	孙　喆	李志建
李星星	李　群	李　静	肖俊杰	肖　斌	吴　萌
吴　越	邹　妮	沈慧丽	宋海涛	张　平	张　丽
范卫东	范文君	范骏翔	林之枫	罗诚祖	金　平
周　永	周崇治	赵文凯	赵　明	胡书豪	胡国勇
柳　震	俞　华	俞　晔	姜　宏	姜　婷	娄佳宁
袁　凤	袁素维	夏　葳	柴　双	徐静芬	郭月蕾
郭彦琨	郭　程	郭薇薇	陶士英	龚　晓	常　健
康　力	傅春瑜	谢　飞	蔡　伟	蔡　蕾	颜晓白
戴　星					

译者序

由北卡罗来纳大学威明顿分校的丽莎·安妮·波夫博士和退休后担任美国国家卫生临床中心临床研究信息学部门投资组合办公室主任的苏珊·M.休斯顿两位作者共同编著的《医疗项目管理——一套多样化的方法技术集合》一书的译本，经过上海交通大学医学院附属第一人民医院各位老师和同事的共同努力，终于可以奉献给广大读者了。

《医疗项目管理——一套多样化的方法技术集合》是劳特里奇出版社2020年出版的一本新书。全书共分为11章，围绕医疗保健领域的项目管理技巧这样一个主题展开，将项目管理进程介绍给新手项目经理，并讨论在任何经验水平上都可用到的管理工具，旨在帮助信息技术和非信息技术的项目经理能够由浅入深，清晰地了解项目管理的全过程，提升项目人员的管理技能和管理流程的经验。本书的第1章（简介）从项目管理协会2017年发布的项目定义入手，介绍项目大小与其重要程度和复杂程度无关，并根据斯坦迪什集团在1994年发表的在项目管理数据上的开创性报告——《混乱报告》，说明医疗保健项目的低成功率，并强调掌握项目管理技能的重要性，以及利用项目管理进程提高成功率。第2章（项目管理过程）描述了由项目管理协会定义的进程组和知识领域，以及它们在项目生命周期中如何协同工作，并在该章最后描述如何调整这些最佳实践，以满足组织的需要和具体的文化。第3章(从新手到专家)由浅入深地介绍德雷弗斯从新手到专家的持续学习问题，讨论该模型如何描述知识获取的过程，并提供一种评估和支持技能发展的方法。项目经理通常从项目中学习和进步，在这个过程中经历新手、高级初学者、进阶者、熟练者和专家五个阶段。本书的第4～7章从新手项目经理的角度逐章介绍启动、计划、执行、监督和控制及收尾进程组，讨论项目经理在项目的每个阶段使用的基本工具。本书的第8～11章在更复杂的层次上对项目管理进程组进行讨论。在专家章节中，讨论帮助项目经理管理更大、更复杂项目的其他工具。

　　本书适用于新手项目经理或专家项目经理学习研读。读者在阅读过程中不会对生硬的理论感到枯燥，因为本书会结合开篇介绍的案例，将其作为描述项目经理如何成功实施项目的示例工具。学习项目管理技能的最终目的是应用于具体的项目实践中，本书会以丰富的图示作为辅助工具，介绍一些项目管理工具的使用示例和能提高管理效率的图表等，有助于读者更直观地理解项目管理过程，并熟悉这些项目管理工具，在实际项目实践中提高管理效率。

　　最后，由衷感谢上海交通大学医学院附属第一人民医院的各位老师和同事给予我翻译工作上的大力支持。希望本书能为广大医疗保健领域的工作者带去原作者最确切真实的有关项目管理方面的指导和建议，广大读者能在阅读此书后有所收获和进步。如有翻译不到位的地方，请批评指正。

译　者

2021 年 9 月 13 日

致　　谢

　　我要感谢一直支持我的家人和朋友们（不胜枚举）。你们待我诚实，经常帮助我调整个人和职业能力，让我回到正轨。没有你们，我不可能完成这一切！

——丽莎·安妮·波夫

　　我要感谢我的家人对我坚定的支持。对我丈夫加里来说，你是让我保持专注和动力的磐石。无论我此刻需要什么，你总是能给予我智慧或反讽的话语。对于我的孩子们，妮可、尼克、马特和达娜，无论何时我需要鼓励或图表，你们总在那里。谢谢你们！

——苏珊·M.休斯顿

关 于 作 者

丽莎·安妮·波夫(Bove)博士是北卡罗来纳大学威明顿分校的助理教授。波夫博士从事医疗保健信息学工作超过 25 年,担任过多种职位,获得美国护士认证中心(American Nurses Credential Center in Nursing Informatics)的认证。她的教学重点是信息学、项目管理和领导力。她的研究领域集中在科学的实施和技术的采用,以帮助提高护理效率,并利用数据推动实践。波夫博士通过参与医疗保健信息和管理系统协会(HIMSS)、美国护理信息学协会(ANIA)和当地信息学护理组织,积极推进护理信息学领域发展。她发表过包括信息学和项目管理的许多主题演讲。

苏珊·M.休斯顿是医疗保健 IT 领域的高级顾问,退休后担任美国国家卫生临床中心临床研究信息学部门的投资组合办公室主任。她的背景包括临床护理、信息学、项目、计划和投资组合管理。休斯顿女士曾在当地、地区、国家和国际发表过演讲。她在项目管理、应用管理和信息学方面撰写了各种文章和书籍。她是项目管理协会(PMI)、美国护理信息协会(ANIA)以及医疗保健信息和管理系统协会(HIMSS)的成员,并同时任职于多个委员会。

目　录

第 1 章
简　介

医疗组织一直努力在提高效率的同时,尽可能提供最好的服务。通过运用大数据、分析和结果测量,越来越多基于循证实践的方法也相继出现。同时为了改善流程、归档和提高底线,软硬件也在不断地更新迭代。这样既追求效率又强调结果,致使许多组织将项目应用进他们对患者的日常管理中。因此,由于参与项目的人员缺乏管理技能或管理流程的经验而导致的失败也随之增多。

1.1　项目定义

项目与组织机构中的日常管理有所区别。项目的定义是"为创造独特的产品、服务或成果而做出的临时性努力",并且它有明确的开始和结束时间(PMI,2017,4)。虽然项目本身是临时的,但它们的成果在项目结束后也能长期存在。项目可以促使机构做出改变,并且通过增加市场份额,改善商业成果和效率,为一个企业增值。项目有大有小,大可复杂到建设新的医院或者利用多种设备实行新的电子病历系统,小也可达到落实新的循证实践方法或是教学课程,但小的项目也同样重要,同样复杂。

1.2　项目失败率

　　然而无论大小，许多项目都经历了失败，而且是以惊人的速度。斯坦迪什集团在 1994 年发表了他们在项目管理数据上开创性的《混乱报告》（Chao's Report）：通过对 365 家公司信息技术（IT）项目的初步研究，发现 31.1％的项目在完成之前即被取消，52.7％的项目将花费他们最初预算的 189％，只有 16.2％的项目会在预算内按时完成（Standish，1994）。而已完成的项目中，只有 42％的项目能够实现最初提出的特点和功能。此外，他们发现大公司相较于中小型公司的项目成功率更低，也就是按时、按预算和按目标完成的项目更少。在 2015 年的报告中，他们修改了对于项目成功的定义，包括六个必须满足的属性，其中添加了达到目标、寻找价值以及满足最初的要求（Standish，2015）。按照以前的标准，有 36％的项目算是成功的，但标准修改后只有 29％的项目达到了成功的要求（Standish，2015）。这项研究中的最大变化在于小项目变得比大项目更容易失败，其中小项目的失败率为 61％，而大项目只有 11％。

　　虽然斯坦迪什集团最初只着眼于信息技术项目，但其他项目的成败原理也是类似的。从 2015 年的报告开始，他们在金融、零售、政府和医疗保健行业中研究了多种类型的项目，发现医疗保健项目只有 29％的成功率。此外，他们只研究了自身被研究机构定义为项目的项目。而许多医疗保健项目不是此类项目，而是被当成领导想要实现的目标。这些项目可能不纳入在统计数据中，也就意味着医疗保健项目的实际失败率可能要高得多。

　　斯坦迪什集团并不是唯一评估项目失败及其影响的组织。《哈佛商业评论》杂志（HBR，2012）曾报道过有超过一半的项目都以失败告终。除了缺乏项目管理，他们认为项目失败是由于人们不愿意谈论项目中存在的问题。许多领导者认为，他们知道如何实施项目及其潜在的风险，但通常员工甚至患者也有合理的担忧需要解决。哈佛商业评论杂志和斯坦迪什集团以及更

多的专家一致认为项目管理能够有效地增加项目按时在预算内完成,并具
有预期范围和质量的可能性。在 1994 年的《混乱报告》中,保证项目成功的
三大因素除了项目管理,还包括了用户参与、行政管理支持和明确的要求
(Standish,1994)。随着项目和项目管理的发展,成功的项目现在还应该投
资于聪明、训练有素的人、行政赞助、组织情感成熟度、用户参与和进程优化
以增加成功的可能性(Standish,2015)。虽然很多医疗项目的领导者的确是
"聪明的、训练有素的人",但项目管理技能通常不是他们知识体系的一
部分。

1.3　利用项目管理进程提高成功率

为了增加项目成功的可能性,每个项目都应该遵循标准的项目管理进
程。项目管理定义为"将知识、技能、工具和技术应用于项目活动以满足项
目需求,并获得单独管理不能达到的收益和控制"(PMI,2017,10)。项目管
理可以帮助组织有效并且高效地实施项目。此外,项目经理(PMs)可以通过
使用标准工具和平衡各类约束对整个项目的影响,从而增加项目成功的
机会。

项目管理进程需要符合项目本身的时间线,并可以被分为五组:启动、
计划、执行、监督和控制及收尾进程组(PMI,2017)。成功的项目应合理利用
五组中的不同工具。例如,商业案例定义了为什么需要完成一个项目,项目
章程描述了需要完成什么工作以及完成项目所需的相关内容,以及工作分
解结构(WBS)或工作计划描述了项目任务应在何时完成,还有沟通计划描
述了在项目过程中信息共享的模式,而风险管理计划有助于预防项目中的
潜在问题。项目经理应在整个项目过程中使用这些工具管理任务、调整范
围和解决问题。

1.4 目标和章节预览

本书目标在于将项目管理进程介绍给新手项目经理，并讨论在任何经验水平上都可用到的管理工具。本书对于信息技术和非信息技术的项目经理皆有借鉴意义。第 2 章（项目管理过程）描述了项目管理的总体标准和涉及的知识领域。在为剩余章节奠定基础的同时，我们也将讨论每一个进程组的最佳实行方法。第 3 章（从新手到专家）将由浅入深地介绍德雷弗斯从新手到专家的持续学习问题。在这一章当中，我们将讨论该模型如何描述知识获取的过程，并提供一种评估和支持技能发展的方法。项目经理们可以通过五个阶段——新手、高级初学者、进阶者、熟练者和专家发展他们的项目管理技能。专家级项目经理学无止境，更确切地说，他们会不断评估自己的能力并学习新技能以与时俱进。在整本书中，我们将使用"有经验的"而非"专精的"来指代这些人。以下每一章都将分别重点介绍项目管理进程组。讨论每一个进程组时，我们将先从新手级别谈起，随后介绍更加高阶的项目管理技巧。我们同样会看到在每一个水平层级可用的工具。

第 4 章（启动——新手）将讨论启动进程组。启动进程始于对新项目的申请，并在项目授权敲定时结束。本章中讨论的工具包括项目申请和项目章程或商业案例，同时将涉及一些术语，如利益相关者和发起人。在授权结束以及相关资源到位，启动阶段结束后，第 5 章（计划——新手）便开始了。计划进程组为了确定项目的管理方式，负责落实将会用到的进程和工具。本章中我们会看到项目经理们如何在各类前提条件和约束下创立项目管理计划，并且确定项目范围和沟通计划。正如这章中会提到的，倘若没有合适的计划，项目将不可能成功。

一旦计划完成，项目经理便开始着手解决项目的实施。第 6 章（执行、监督和控制——新手）将介绍新手项目经理应如何执行项目管理计划和开展既定工作。本章将讨论监视和控制进程组，并与执行进程组一起平行展示。

在项目结束阶段之前,这些进程组都将通力协作。执行阶段是真正完成项目工作的阶段,它包括构建、测试、训练和上线发布等一系列活动。监视和控制阶段与执行阶段同时进行,并包括了项目经理在这些阶段中的主要工作。本章介绍的工具有:管理范围和需求、状态报告和沟通,以及问题和风险管理。第 7 章(收尾——新手)将讨论如何完成项目。收尾进程组在项目启动时开始,但直到项目可交付成果被发起人接受、文档完成和归档、资源被释放时才结束。此外,项目经理需要完成一个描述项目度量和结果的结束文档。

第 8 章(启动——专家)将开启本书的后半部分。在本章以及接下来的章节中,我们将在更复杂的层次上对项目管理进程组进行讨论。本书至此,讨论了项目经理在项目的每个阶段将使用的基本工具。在专家章节中,将讨论帮助项目经理管理更大、更复杂项目的其他工具。本章将讨论如何创建更详细的项目章程,以及提交项目请求的过程。第 9 章(计划——专家)扩展了之前的计划章节,并添加了更多可供使用的工具。关于如何创建工作计划和细化变更请求、问题、风险和质量管理计划的更多细节也将包括在内。第 10 章(执行、监督和控制——专家)将描述帮助项目经理执行更大、更复杂项目的工具。在本章中,我们还将讨论项目经理为了成功将项目实行到结束阶段而需要考虑的附加约束条件。最后一章,第 11 章(收尾——专家)将讨论完成项目、指标收尾以及其他可交付成果。此外,在本章中,我们将讨论如何将项目过渡到支持阶段。

1.5　案例研究

下面描述的案例研究包括各类项目,有可以分配给新手项目经理的,也有适用于更有经验的项目经理的。在本书中,案例研究将作为描述项目经理如何成功实施项目的示例工具。在案例研究中,不同的工具将以不同的项目作为例子,以展现项目经理在整个项目中使用它们的方式。我们使用项目示例，不是为了创建完整的项目管理计划，而是使用列出的各种项目来提供尽可能多的示例。

根据卫生设施管理与美国社会医疗保健工程学会（ASHE）合作进行的2017年医院建设调查，14％的医院有急诊建设项目正在进行中，7％的医院正在建设专用病室或建筑，6％的医院正在建设危重病的医疗设施。95％的受访者表示，他们让临床和非临床工作人员都参与进了新设施的设计过程。设计和建造一家大型医院预计需要 7～8 年时间。在此期间，临床实践可能会发生变化，因此团队需要对变化做出相应的响应。

你所在的机构正在建立一个新的大楼并要重新组织病室。这座大楼将需要新的工作人员，新的计算机和通信设备以及医疗设备。此外，政策、程序和电子病历文档都在评审中，并可能被修订。虽然有施工队去负责实际的建筑和物资，你的团队依然需要帮助制订和实施以下计划：

- 为新部门制订并递交培训计划（培训材料）。
- 确定硬件的位置。
- 评审有关入院、出院和转院的政策和程序。
- 修改电子病历，包括新的办公室、地点、服务线路，以及任何需要的新文档。
- 订购、配置、测试和安装新计算机（手持和台式）。
- 在患者迁移之前，要先配置好大楼。
- 协助患者迁移（计划上线发布）。

你将在整体的大楼项目中工作，但只负责上述特定项目。在过渡期间，你将与信息技术、教育、质量和设施部门以及施工团队一起工作。

第 2 章

项目管理过程

在本章，我们将定义项目管理过程，并将描述由项目管理协会(PMI)定义的进程组和知识领域，以及它们在项目生命周期中如何协同工作。本章最后将描述如何调整这些最佳实践，以满足组织的需要和具体的文化。在任何人都能理解项目管理之前，首先熟悉项目的定义是非常重要的。一个项目是临时创造出的独特的产品、服务或结果，随着项目在其生命周期中的进展，项目被逐步地阐述或定义。每个项目都有始有终，开始是确定需求，结束是最终确定的目标得到满足并被发起人认可。如果目标无法实现，需求不再存在，或者必要的资源不再可用，那么项目即可终止。

2.1 项目组

由于项目是临时的，因此项目团队也是临时的。虽然有些组织的团队在一个又一个的项目中不断地协同工作，但这种情况很少见。更常见的情况是人员根据单个项目的具体需要聚在一起，协同工作直至项目完成。对于只专注一个项目的情况也很少见，他们可能会被分配到多个项目和(或)赋予其他职责，如系统维护。这增加了项目规划的复杂性，项目经理(PM)

必须确保在资源可用时安排任务。

项目管理是"将知识、技能、工具和技术应用于项目业务，以满足项目管理需求"（PMI，2017）。项目管理从二十世纪中期开始出现，随着使用软件应用程序的兴起，项目管理被引入医疗行业。随着医疗组织开始使用软件，供应商引入了项目管理的概念。随着信息技术应用的扩大，组织开始雇佣项目经理并开始成立项目管理办公室（PMOs）。

2.2   项目经理角色

项目经理的职责是在项目的整个生命周期中推进和管控项目。有很多词可用来定义项目经理，这些项目经理被组织起来跟踪所有项目细节，并纵观全局，关注影响整个项目的任何问题或变动。他们是专注于任务和业务活动，推动项目团队和其他利益相关者继续前进的激励者。沟通是项目经理最重要的职责之一，因为大多数（如果不是全部）沟通都是由他们发送和接收的。沟通发生于项目团队、发起人、最终用户和更大的利益相关群体之间，在沟通过程中，信息以口头、陈述或书面形式分享。

基于该角色，成为一个成功的项目经理需要各种各样的技能，以下是其中一些技能的列表。

- 项目管理知识——掌握项目管理的概念、实践、工具和词汇的工作知识。

- 业务领域知识——足够了解项目的业务部分，能够向行业专家（SMEs）提出正确的问题，并知道答案是否准确，以及了解什么是可行的、不可行的或有利的。

- 沟通能力——在恰当的细节层次上，无论形式是口头的、非口头的、书面的还是视觉的，能够清晰简洁地和所有利益相关者进行沟通表达。

- 领导能力——能够提供方向、指导和鼓励，并同时保持对项目的管控和责任。

- 谈判能力——有能力领导讨论,同时和所有利益相关方达成有利共识。
- 风险管理——能够识别、分析和控制项目潜在风险。
- 批判性思维——能够客观地分析和评估问题并做出判断和决定。
- 做出决定——必要时能够根据现有信息做出决定。
- 优先顺序——能够根据事项重要程度区分主次,例如冲突的任务或业务活动。
- 政治和文化意识——具有对组织的政治和文化方面的意识以及其如何影响项目验收的意识。
- 组织能力——能够安排和协调时间、工作量、资源、进程和安排项目重点。
- 计划能力——能够预测和准备业务活动,以助于完成任务或项目,成功实现目标。
- 主动性——能够通过准备或实际行动主动控制局面,而不是事后反应。
- 时间管理——能够高效利用时间,确保工作在到期日或到期日之前完成。
- 成本管理——能够管理和控制费用以符合分配的预算。
- 问题解决能力——能够分析问题并找到解决方案。
- 适应能力——能够根据变化和新状况做出调整。
- 冲突管理——能够以提高产出和绩效为目标,限制冲突的消极方面,同时增加积极方面。
- 任务管理——能够在其整个生命周期中管理任务或业务活动,直至完工。
- 质量管理——能够监督任务或业务活动以确保产出达到或超过预期。

· 幽默感——用于减轻项目组在项目管理和工作中的压力。

· 激励、团队建设、指导力和影响力——能够整合资源和建立项目组，团队中所有成员能以项目的目标为中心，团结协作地工作。

2.3　项目管理进程组

根据项目管理协会的定义，共有五种进程组：启动进程组、计划进程组、执行进程组、监督和控制进程组和收尾进程组。虽然这些组别已经在项目管理群体里为人熟知了，但许多项目还是在确定总体框架时被细分成了更多的阶段。不管有多少个阶段，以及他们的名字是什么，他们都可以被归类到最基本的五个进程组中。确定框架的流程将会在本章结尾详细讨论。以下将先讨论五个基本进程组。

启动进程组包括了项目从正式得到授权直至开始的全部行动。取决于组织的管理方法，这些行动可能在项目经理分配之前就已经开始或完成。通过启动进程组的工作，我们可以对业务需求和项目目标有一个基础了解，这是很关键的。在做出批准决定之前，所有的请求都需要经过数据收集和分析的过程。在有些组织里，这一过程比其他过程更正式，存档备案的程度也不一样。最好的情况是，按照一致的流程对所有新请求进行管理，以确保所有请求都得到相同的处理，并生成一个最终可交付成果来等待合理的批准决策。

新的项目申请一般是为了应对某些问题、机遇或新的业务需求。出于需求及项目和组织战略计划之间的关系，对申请的分析应该包括权衡不同选项。这个进程组的主要可交付成果是项目章程，但商业案例可能更合适。项目章程规定了要完成的项目，包括目标、预期可交付成果、预计工期和预计所需资源。项目章程典型内容的列表如下。商业案例一般在项目细节尚未敲定时使用。如需求已经明确，但选项仍在评估过程中时，每个选项可能有不同的项目要求，这使得项目章程更难撰写。如果这时选择使用商业案例,批准决定则应该包括对执行选项的选择。

项目章程的典型内容包括:

- 项目标题。

- 预计开始和完成日期。

- 业务需求、目标和范围。

- 合理性和背景。

- 可交付成果。

- 项目经理及授权级别。

- 主要项目利益相关者。

- 高级人力资源预估。

- 其他资源估算。

- 高级里程碑和估计时间轴。

- 高级预算估算。

- 优势、劣势、机会和趋势(SWOT)分析。

- 条件和约束。

- 风险与风险管理策略。

- 成功的关键指标。

- 审核意见和批准决定。

启动进程组的工作在项目审批通过时就结束了。虽然足够有权力的人可以直接做出决定,但更常见的情况是由委员会做此决定。管理或指导委员会可能负责评审和批准战略计划,监督主要计划,和/或分配资源。根据委员会的章程,还可以评审和批准新的信息技术申请,同时了解当前的工作负载和资源容量。他们还将根据有限的资源和目前的组织需要决定工作的优先次序。

计划进程组利用启动进程组收集的所有信息来计划项目的完成。在许多组织中,项目经理直到项目被批准后才被分配,此外,项目计划文档很少反映启动阶段完成的工作,这造成了一种启动进程没有发生的错觉。在规划期间，项目经理在以前完成的工作基础上进行扩展并创建项目管理计划（PMP），这实际上是定义如何管理和完成项目的计划集合。有些计划是作为项目管理方法的一部分起草的，并在所有项目中一致地使用，而其他则是每个项目特有的。

在所有项目中应一致使用的计划与项目不同部分的管理方式有关。这些包括范围、风险、问题、利益相关者、成本、需求和变更的管理计划。该计划定义了每个项目应如何识别、记录、分析和必要时的批准。它们包括角色和职责，以及应用于每个角色的任何工具或模板，并为每个项目的管理提供一致的方法，以设定对职责、沟通方式和可交付成果的预期。

每个项目特有的计划通常是上述计划中的可交付成果。这些文档包括以下内容：

- 范围——通过定义范围内外的内容来设置项目的边界。本档通常包括以下内容：
  - ——项目名称。
  - ——简要描述。
  - ——范围声明。
  - ——合理性。
  - ——项目团队成员及其角色。
  - ——条件和约束。
  - ——时间轴和主要里程碑。
  - ——可交付成果。
  - ——高级预算。
  - ——高级别实施计划。
  - ——成功的关键因素。
  - ——批准。
- 预算——定义项目的预算开支。
- 利益相关者分析——定义利益相关者，他们在项目中的利益和围绕他们期望沟通的细节（例如,细节程度,频率,形式）,以及他们对项目成功的判断标准。

- 沟通计划——基于利益相关者分析,该计划定义了项目沟通的人员、事项、时间、手段以及责任。

- 项目团队的角色和责任——概述团队中每个成员的角色和责任。项目中的角色可能与他们在组织中的头衔不同,例如作为项目发起人的部门主管。

- 实施计划——定义项目将如何实施。这可以是按功能分、按部门或科室分阶段,可以是一次性的全面推行,也可以是一个小规模的试点,然后再全面推行。

- 工作分解结构——将完成的工作分解成更小的部件的分层可视化表示。从视觉上看,可能类似于一张组织结构图。

- 工作计划和时间表——任务和可交付成果的列表,以及其估计的开始和结束日期、工作量和资源。这可以从工作分解结构或以前类似项目的历史细节中创建。高级计划表可以用一个日历视图来表示,便于更关注细节的利益相关者查阅。

- 质量计划——定义如何评估项目质量,质量评估的角色和责任,以及时间轴和预期结果。

- 度量计划——可结合质量计划,定义项目成功指标。计划应该包括一个成功项目的度量标准,并在项目结束之前进行度量,以及如何度量的细节,满足业务需求的程度,或者预期收益是否达到。后者通常在项目完成之后 6 个月、12 个月,甚至 18 个月之后进行度量,尽管基线度量可能在项目期间收集。

- 风险登记或日志——项目风险文档以及分析和管理运营策略。

在计划进程组结束前,项目发起人应该已经批准了项目管理计划,并召开启动会议。启动会议参会者应该包括所有项目团队成员和关键利益相关者。议程包括讨论项目的范围、实施计划和项目管理进程。讨论应该包括诸如如何报告和管理项目变更，以避免范围蔓延，以及如何报告问题或风险等主题。同样重要的还有对于进度更新的预先沟通。这从本质上开始执行被定义和批准的计划。在一些组织中，计划阶段结束于发起人的批准，而启动会议则作为项目执行阶段的第一个活动。由于这个活动标志着计划的结束和执行的开始，所以把它放在哪一个阶段都是可以接受的。

执行进程组是完成项目管理计划中所有活动的地方。项目经理为人员和业务活动提供便利，确保工作如期完成。项目在这个进程组中花费的时间最多，并与监视和控制组同时工作，这两者同时发生。项目经理必须管理项目的优先级，特别是当资源有限时，范围、时间、成本和质量都需要得到平衡以确保项目成功，因为任意对其中一个因素进行更改都会影响到任何其他因素。

项目经理需要在分配的项目团队成员及其可用性的约束下工作，以构建一个协作的团队。当任务完成时，团队应该定期向项目经理提供进度更新，以便日程可以保持最新状态，并根据沟通计划提供给利益相关者。在团队的内外沟通上，项目经理都是首要的沟通点。若有任何问题发生，都应第一时间联系项目经理以便尽快评估并寻找解决方案。随着工作的进展，项目文档的更新和共享也同时进行。这包括一个整体工作计划，项目经理在其中跟踪已完成、正在进行或即将开始的任务。任务包括开发、文档、测试或验证、最终用户培训，以及过渡到支持的准备。

执行进程组包括准备和完成激活（或上线发布）的工作。该活动遵循实施计划，并应包括所有围绕最终交付给最终用户的工作，无论是分阶段的还是一次性的。在此活动期间要完成的工作有很多变动，这些变动取决于最终的可交付成果以及为了使用这些成果最终用户需要什么。因为第一印象的关键性，恰当的活动计划就成为必要条件。

如上所述，监督和控制进程组与执行进程组同时发起工作。监控活动帮助识别潜在的问题，而定期的绩效度量能识别项目管理计划的差异。对任何项目经理来说，在项目中控制变更都是一项持续性的工作。项目经理应该评估每一个变更将如何影响整个项目,以及它们所带来的好处。由于对已批准的范围或需求进行更改,会对任何项目都产生重大影响,因此在批准决策之前应仔细分析所有请求,这有助于在进度、预算或资源受到影响时设置预期。对项目边界的控制是防止范围蔓延的最好方法。

定期评审项目绩效可以确保项目可交付成果的质量。这可以通过不同的工具来完成,具体取决于项目和最终产品。其中一些可用的工具是质量审核、基准、测试或验证。最终的可交付成果可能是高质量的,但是如果它们不符合需求,仍将不会对用户或组织有利。在整个项目中,对风险的持续监控和重新评估一直在进行。随着新信息涌入,风险应对计划也应随之更新,并且应该在风险的时间节点后结束。如果正确地进行了风险管理,它通常是不会被注意到的,直到提前计划措施并在问题出现时立即实施解决。

一旦项目的可交付成果全部提供给项目发起人并被接受,收尾进程组就开始负责使项目成功结束的关键活动。在此期间,团队将继续参与协助最终用户,直至项目被正式移交给支持人员。所有的项目文档都应该定稿并存档,作为未来项目的历史信息。应完成对项目成功因素的最终评估,以证明项目的有效性。同时将所有利益相关者聚集在一起,讨论在项目进程中获得的经验教训,作为对项目活动的回顾。从中所学到的经验将用于改进未来项目的进程和活动。重要的是,所有人都要明白这是一个学习活动,而不是一个责怪别人的机会,没有什么言论是错误的。

正式接受项目结束来自发起人。结束文档用于评估原始项目范围和任何批准的变更,并提供计划与实际完成之间的差距分析。发起人的签名表明所有需求都得到了满足,他们接受最终产品,并批准项目的结束。庆祝活动是资源释放和项目正式完成之前的最后活动。

所有的项目都经过这五个进程组,但是在每个进程组中所花费的时间和具体的活动,取决于每个项目自身的特殊性。在整个项目的生命周期中,有一些确定的活动和任务,它们可以运用特定的项目管理知识领域和技能。项目管理协会为有效的项目管理定义了十个知识领域,项目经理应该拥有这些领域的知识和技能，或者拥有能够用于这些领域的资源。上面定义的五个进程组中的每一个都可以映射到这些知识领域。项目管理协会为项目经理列出的每个知识领域，如下文所示。

2.4　项目管理知识领域

集成管理用于协调所有贯穿进程组和知识领域所发生的业务活动。集成管理过程中的主要业务活动包括制订和管理项目计划，是一个关于如何完成项目的清晰简明的计划。项目经理应纵观全局，同时确保按时完成具体任务。在管理和控制项目全局时，项目经理必须掌握日常业务活动。此知识领域的业务活动包括：

- 启动进程组
  - ——制订项目章程。
- 计划进程组
  - ——制订项目管理计划。
- 执行进程组
  - ——指导和管理项目工作。
  - ——管理项目知识。
- 监督和控制进程组
  - ——监督和控制项目工作。
  - ——执行整体变更控制。
- 收尾进程组
  - ——对项目或项目阶段进行收尾。

范围管理从范围定义和管理开始，但单凭这些并不能保证项目的成功。根据所涉及的利益相关者的数量，很难就是否包含在范围中的内容达成共识。范围定义了界限，什么是项目的一部分，什么不是，如何定义项目的成功，并将其运用进所需资源和进程。项目经理的职责是一旦项目范围获批，要确保整个团队了解项目的边界。范围变更控制涉及对项目范围变动的管理和控制,正确地执行范围变更控制将避免范围蔓延。项目经理应从对项目的整体影响对每项范围变更进行评估,并和发起人评审以获批准。这使发起人能够理解每项变更将如何影响项目的成本、过程、所需资源等。此知识领域的业务活动包括:

- 计划进程组
  - ——计划范围管理。
  - ——收集需求。
  - ——定义范围。
  - ——创建工作分解结构。
- 监督和控制进程组
  - ——验证范围。
  - ——控制范围。

进度管理涉及与完成项目相关的所有业务活动,并不像字面那么简单。项目经理通过与项目团队合作,以确定获批范围和可交付成果所需完成的任务,这包括预期工作量、持续时间、资源和制定时间表所需的成本。理解任务之间的关系可以保证整个时间线的顺序正确。一旦确定并批准了时间表,就必须对其进行控制,并且只能根据批准的范围变更进行调整。此知识领域的业务活动包括:

- 计划进程组
  - ——计划进程管理。
  - ——定义业务活动。
  - ——确定业务活动顺序。
  - ——估计业务活动的持续时间。
  - ——制定时间表。
- 监督和控制进程组
  - ——控制进度。

成本管理与管理项目预算相关。项目的总成本基于范围、需求和预计业务活动。预算还可能包括软件、硬件、手持或病人护理设备的费用，或来自供应商或咨询公司的协助费用。预算往往非常紧张，几乎没有任何调整的余地，这就是为什么必须密切监控成本，以避免不必要的变化。在一些组织中，项目经理不制定或管理预算，但他们应该了解相关的成本，并在项目完成后能提供资金。此知识领域的业务活动包括：

- 计划进程组
  ——计划成本管理。
  ——估计成本。
  ——确定预算。
- 监督和控制进程组
  ——控制成本。

质量管理有各种各样的定义，每个利益相关者都可能有独有的方式来定义项目的质量。关于质量评判的一些选项包括如何满足项目需求，最终产品满足预期用途的程度，或是对每个交付物的完整性进行详细评审。质量管理的首要目的是确保最终产品满足业务需求，最好是能够了解在项目规划期间衡量质量的方法，并将其纳入项目管理计划。此知识领域的业务活动包括：

- 计划进程组
  ——计划质量管理。
- 执行进程组
  ——管理质量。
- 监督和控制进程组
  ——控制质量。

资源管理过去被称为人力资源管理，重点确定所需资源，召集合适的团队成员，并跟踪他们在整个项目中的表现。根据分配的资源，项目经理可能需要将他们组成一个团队，共同完成项目。项目经理需要就项目团队的必要技能进行协商,确保人员在需要他们的时候能从事项目工作。项目团队的成员很少直接向项目经理汇报,因此他们需要与人力资源部经理密切合作,以确定冲突的优先次序。在这些情况下,项目经理有权仅在项目内指导成员的工作。此知识领域的业务活动包括:

- 计划进程组
    - ——计划资源管理。
    - ——估算业务活动资源。
    - ——获取资源。
- 执行进程组
    - ——成立项目组。
    - ——管理项目组。
- 监督和控制进程组
    - ——控制资源。

沟通管理不仅仅是分发信息,还需要了解收到的信息。沟通计划定义了与哪些利益相关者共享哪些信息、预期的详细程度以及频率和形式。该计划包括项目经理将向利益相关者发送和接收的信息。沟通可以是口头的、非口头的、书面的或视觉的。项目经理利用大部分时间以上述方式交流。此知识领域的业务活动包括:

- 计划进程组
    - ——计划沟通管理。
- 执行进程组
    - ——管理沟通。
- 监督和控制进程组
    - ——监督沟通。

风险管理是识别、分析和应对项目风险的过程。这是项目管理中最被低估和遗忘的部分之一。识别风险是所有项目团队成员的责任。适当的风险管理是减轻潜在不良事件影响的一种保障。早期识别风险有助于分析和确定应对方案。

　　大多数组织都在努力平衡风险和机遇，并且每个组织都有设置自己的风险容忍度。此知识领域的业务活动包括：

- 计划进程组

　　——计划风险管理。

　　——识别风险。

　　——进行定性和定量风险分析。

　　——计划风险应对。

- 执行进程组

　　——管理风险。

　　——实施风险应对。

- 监督和控制进程组

　　——监控风险。

　　采购管理是从外界获得及管理货物和服务的过程。其他的使用术语包括采购、承包或外包。项目经理应全面了解采购流程，在与这些供应商的沟通和业务活动中，确保采购流程始终符合规定。项目经理实际很少管理合同；相反，他们与承包部门密切合作，以确保在满足每个需求和交付成果的同时进行沟通。在这些情况下，承包商是项目团队的一部分。当项目团队选用承包商时，项目经理应有权指导他们的工作，并对他们的表现进行反馈。此知识领域的业务活动包括：

- 计划进程组

　　——计划采购管理。

- 执行进程组

　　——进行或协助采购。

- 监督和控制进程组

　　——控制采购。

　　利益相关者管理是项目管理的一项重要业务活动。受项目影响的每个人都是利益相关者,这其中包括高级领导层成员、部门主管、最终用户、项目团队以及组织外受项目影响的任何人。医疗项目的外部利益相关者可以是患者、家属、保险公司或社区伙伴。早期识别利益相关者并分析他们的项目预期是制订沟通计划以及项目管理计划中其他部分的关键。利益相关者分析是为了确定他们对项目的兴趣,他们如何衡量项目的成功,他们需要什么信息以及沟通频率和形式,他们如何定义项目的范围(范围内外的内容),以及他们如何通过项目向项目经理和项目团队提供帮助。此知识领域的业务活动包括:

- 启动进程组

　——识别利益相关者。
- 计划进程组

　——计划利益相关者的参与。
- 执行进程组

　——管理利益相关者的参与。
- 监督和控制进程组

　——监督利益相关者的参与。

2.5　项目管理方法

　　上述有关进程组和知识领域的信息,是最佳实践的高阶概括。很少有任何组织不做修改完全照搬这些内容。组织文化、需求、项目管理技能和项目类型都在所使用的项目管理方法中发挥作用。定制出最佳实践概念的同时保留核心概念被应用于整个项目管理行业甚至是医疗领域。首先必须了解这些最佳实践,然后才能对过程进行定制,以确保最终的方法包含这些基础知识。下面的章节将介绍什么是必要的业务活动和可交付成果,即使是面向项目经理小白,随着项目经理技能和方法的日益成熟,其包含哪些内容,以及其重要的原因。

　　已定义的方法应为项目的每个阶段提供基本业务活动和可交付成果。通常来说，其遵循五个进程组，适合于一个基本的项目生命周期。

　　（1）项目开始（启动）。

　　（2）项目组织（计划）。

　　（3）完成计划，做好工作（执行、监督和控制）。

　　（4）项目结束（收尾）。

　　有些组织在项目获批之前不包含指派的项目经理，所以这个过程可能看起来是从计划开始的。这种情况下，最好是仍旧定义为启动，但需确定该阶段完成工作的人员。该方法应授予项目经理根据项目类型或复杂性进一步修改过程的权限。软件应用程序实现所需的任务和业务活动与新策略和过程的更新或记录不同，交付物的数量和类型也可能不同。

　　除上述四个阶段外，项目经理也可以选择将项目分解为其他阶段。对于软件应用程序，几个阶段可以是规划、设计、安装、配置、测试、培训、上线发布、结束。政策和程序项目可能包括规划、差距分析、文档（起草、评审、定稿、审批）、生效日期（上线发布）和结束。附加阶段允许项目经理将要完成的工作分成更小的部分，以便让利益相关者更好地了解并便于跟踪项目。任何单个项目的阶段的实际数量或名称都可以根据需求和最益于项目独特性而有所不同。

　　任何项目的基础都应包括范围管理、工作管理和沟通管理。范围管理包括界定项目边界和获得批准。获批步骤与边界一样重要，因为其锁定了范围。任何要求的变更一经批准，都应遵循标准流程分析其影响，并在已知项目变更的情况下获得批准，以便在批准之后设定预期。这可以防止范围蔓延，即未经检查和批准的变更，其结果是一个可能出现时间延误和成本超支的失控项目。由于范围在整个项目中都受到控制，在结束项目时，项目经理应获得正式批准，然后通过结束文档结束项目。

　　工作管理包括和团队合作创建一个像电子表格或日历一样简单的工作计划或时间表，再使用项目管理软件创建正式的工作分解结构和工作计划。

每个任务的复杂度、详细度和使用工具可能取决于项目的复杂性和持续时间。必须对要完成的工作进行控制，以确保任务按时完成，从而使项目按计划进行。风险和问题的控制和管理可以确定进度何时受到影响。随着任务的完成，工作计划或时间表会定期更新，如果任务提前或延迟完成，工作计划或时间表会进行修改。

计划和执行的最终可交付成果，或上线发布和时间表上的其余工作是同样重要的，并且也是基于项目目标的。项目经理的最后几项任务还应包括总结经验教训，确保所有项目文档完成、定稿、存档。

所有沟通的便利化应遵循沟通计划。该计划可以是一份详细的文档，概述了基于利益相关者分析的所有沟通事项，也可以是一个简单的表格，其中列出了每个沟通渠道的"人员、事项、时间、手段和责任"。通过遵循计划来确保所有利益相关者获得其职责内所需的信息是项目经理的重要职责。

项目管理方法是一个包含实践、步骤、模板和规则的框架。这个过程应该允许被定制为由新手项目经理管理的较小的、不太复杂的项目以及由经验丰富的项目经理管理的大型的、非常复杂的、引人注目的项目。该方法可以从供应商、咨询人员、政府机构获得或由组织内的人员制定。无论从何处开始，都应该对方法进行定制，以满足使用组织的需求和期望。不同组织的方法会有所不同，但基础知识都有保留。以下章节将为新手和高级项目经理进一步定义这些实践。

第 3 章

从新手到专家

在本章,我们将讨论德雷弗斯兄弟最初确定的从新手到专家的模型。该模型描述了知识获取的过程,并提供了一种用于评估和支持技能发展的方法。项目经理通常从被分配的项目中学习,而不是通过正式培训。然而,项目管理技能并不仅仅来自工作的实施,还来自不同阶段专业能力的进步。新手、高级初学者、进阶者、熟练者和专家是我们在获得技能过程中所经历的五个阶段。专家及项目经理学无止境,更确切地说他们不断评估自己的实践成果,学习新的技能并与时俱进。在这本书中,我们将使用"有经验的"而非"专精的"来指代这些人。了解新手和有经验的项目经理的技能和使用工具之间的差异将有助于新手项目经理的成长。

虽然项目管理已经存在了几个世纪,但除了信息技术(信息技术)部门之外,很少有医疗保健领域的领导者知道成功规划和执行项目所需的流程和工具。然而,项目管理技能如政策更新、人员配置模式变动、新服务项目的实施、循证倡议以及信息技术项目,有助于提高任何项目成功的可能性。通常,项目经理还没有经过正式培训,就被分配到临床或非信息技术项目,并希望他们遵循规范和指导方针。只要项目经理能够专注于所需的技能,成功管理项目所需的技能可以通过正式和非正式培训来完成。

德雷弗斯技能获得模型描述了学习者如何通过教学和实践获得技能。1980 年,通过最初在加州大学伯克利分校和美国空军的研究,德雷弗斯兄弟提出了该模型。他们假设学生的进步经历了五个阶段:新手、高级初学者、进阶者、熟练者和专家。帕特里夏·本纳(Patricia Benner,1982)将这一模型应用于护理教学和实践,并用来了解临床医生是如何学习的。该模型还应用于各种行业,包括工程、电信、金融服务和教育。德雷弗斯模型提供了一种评估和支持技能发展的方法,并定义了每个阶段可接受的能力。

3.1　新手

德雷弗斯模型的第一个阶段是新手。根据这个模型,新手几乎没有情境感知或自主判断能力。他们不知道流程如何在新环境中工作,并且通常无法判断事情将如何进行,更倾向于严格遵守规范和指导方针。对项目管理流程和工具陌生的新手需要清楚任务和时间表。他们往往不够了解计划风险和管理范围蔓延。详细的项目管理计划和时间表,以及清楚的优先次序能帮助项目管理新手完成一个项目。这个阶段下的项目经理需要经验丰富的项目经理提供明确的指导。新手项目经理通常会从自己的错误中吸取教训,而不是从以前的项目中获得经验。他们只能负责小的、不太复杂的项目。

3.2　高级初学者

高级初学者能够开始使用指导方针和他们以前的经验。但是,他们的情境感知能力仍然有限,确定任务和问题的优先次序能力也微乎其微。他们能应付自己该做的业务活动,但通常只是遵循并非理解指导方针。项目管理的高级初学者能够开始将他们以前的项目经验用到当前项目中,但可能无法准确地调整计划或风险计划。高级初学者开始在较小、不太复杂的项目中独立工作。当项目受阻，比如有影响的风险或困难的变更请求时，他们需要指导。

3.3　进阶者

进阶阶段是学习者至少开始部分地从长期目标的角度看待行动的阶段。他们能够有意识地进行精心的规划，并能够使流程标准化。进阶者开始将个人行为视为行动的一部分。他们遵循规范和指导方针，但也了解自己的情况。进阶项目经理使用计划来合理地预测范围蔓延、风险和问题。他们能利用以前的经验，通过制订计划开始识别风险和问题，可以承担更大、更复杂的项目。当项目受阻或利益相关者需要额外的管理时，他们才需要额外的指导。

3.4　熟练者

熟练者从整体而非局部了解情况。他们可以评估一种情况并明确什么是重要的。他们了解行动及其后果，做决策不那么困难，而且更容易察觉到偏离标准的情况。对他们而言，指导方针适用于指导而非行动方向。他们能够更好地根据收集到的信息做出决策，而不仅仅是参照规范和指导方针。熟练的项目经理可以少有错误地处理大多数项目，但在面对重大变化或困难情况时可能需要额外的支持。熟练的项目经理让利益相关者参与大多数规划和决策会议，同时提供经验有助于将风险降至最低。此外，他们知道如何规避风险，以及如何根据以前的经验和整体层面制定风险降低计划。

3.5　专家

德雷弗斯将专家定义为具有直觉决策能力的人。他们不再依赖于规则,而是在很强的默契基础上对形势有直觉的把握。他们只有在面对新情况或出现问题时才采用分析方法。专家级项目经理使用一致的过程和工具来管理复杂的项目和团队。他们凭直觉了解项目该如何进行,并积极降低风险、避免问题和范围蔓延。专家级项目经理能有效地将大型复杂项目保持在正轨上。有关新手、高级初学者、进阶者、熟练者、专家的特点和项目管理技能的实例,请参见表 3-1。

表 3-1　从新手到专家的特点

阶段	特点	知识	项目管理技能
新手	• 严格遵守既定规则和计划 • 少有情境感知 • 没有自主判断力	• 短缺,仅有理论知识,而不和实践联系起来	• 具有有限的项目管理知识 • 无法计划紧急事件
高级初学者	• 基于一些性质或各个层面做出行动方针(这些层面主要涵盖基于以前的经验能够被识别的情况的全局特征) • 情境感知能力依然有限 • 性质和层面分开处理,并同等重要	• 具有主要实践方面的工作知识	• 开始应用以前的经验 • 不能很好地管理风险和变化 • 能够遵循规范和指导方针
进阶者	• 能应对拥塞状况 • 目前的行动至少部分是基于长期目标 • 能有意识地、深思熟虑地进行规划 • 能够做到标准化和程序化	• 具有良好的工作和实践方面的背景知识	• 能够在整个项目中利用计划来降低风险和范围蔓延

阶段	特点	知识	项目管理技能
熟练者	• 从整体而非局部了解情况 • 能明确某种情况下什么是最重要的 • 能察觉到与正常情况的偏差 • 做决定没有那么费力 • 使用格言作为指导，其含义因情况而异	• 对学科和实践领域有深刻解读	• 让利益相关者参与决策 • 依靠计划指导业务活动，但能够在一定程度上根据需要灵活调整
专家	• 不再依赖规范、指导方针或格言 • 在很强的默契基础上对形势有直觉的把握 • 仅在出现新情况或问题时运用分析方法 • 预想可能发生的情况	• 跨实践领域的权威知识和强烈的默契	• 使用一致的实践方法 • 主动预防风险和范围蔓延 • 跨组织管理项目工作，而非在项目内部

　　学习是一个持续的过程，而项目经理可以处在新手到专家中的任何一个阶段。新手项目经理需要更多的结构和指导方针，尽力做好有明确标准和指导方针的较小、不太复杂的项目。随着项目经理获得更多管理项目的经验，他们可以被分配到更大更复杂的项目中，并且可以更有效地管理范围、预算和资源。

第 4 章

启动——新手

本章将为新手项目经理和那些没有正式或完善进程的组织介绍启动进程组。对许多人来说，本章中分析的活动并没有清楚的定义、沟通，或者根本就不会发生。启动进程始于对新项目的申请，终于相关的项目批准和项目开始。

4.1　项目申请

如上所述，在启动期间发生的工作从申请开始。申请有许多种，它们可能包括已确定的需求、需要解决的问题、法规需求的变更，或者与购买和实行新软件的需求有关的更明确的东西。这些请求可以通过任何正式或非正式的方式提交。以下是一些申请被接收的方式：

- 口头请求——在与某人交谈时口头请求，在会议中，在走廊，在办公室，或在其他正式或非正式的场合。
- 电子邮件——发送给有权限的人或访问有权限的人的电子邮件，以接收请求。
- 请求表单——根据已定义的流程完成并提交正式的请求表单。

- 组织决策——高级领导做出战略决策，包括一个或多个项目，以满足或支持目标。
- 监管授权——由于新监管要求的提出或更新，需要一些工作来满足期望。

如果没有正式的流程，可能很容易弄混发送请求的对象。谁有权接收请求并对其采取行动？这可能取决于请求的类型，以及现有的正式和非正式流程规定。该请求可能与信息技术（信息技术）有关，例如实现一个新的应用程序或需要扩展无线网络以覆盖不可用的区域。要求可以是特定部门的，比如开发一个新的流程或一个新的培训项目。或者，要求可以是一个组合，例如需要安装新的病人护理单元，这就需要新的流程、培训计划和安装硬件及网络端口。对于这些例子中的每一个，都应该确定有人来处理请求或委托这项工作。如果不知道的话，最终可能是落在相关部门的经理头上。

4.2　申请分析

一旦收到请求，就应该将其分配给某人进行分析。这可能是项目管理办公室（PMO）的成员，或者来自相关部门的人。在收到请求的时候，通常很少知道项目范围，规模，所需工作的复杂性。工作甚至可能是很少的以至于它不达到组织将其视为项目的门槛。根据发出请求时提供的信息的多少，可能需要联系请求者以了解更多细节。从请求人处收集的资料可能包括：

- 请求的内容是什么。
- 为什么它很重要，或者合理性是什么。
- 优先级如何，或者在需要的时候是否有一个截止日期。
- 预算影响如何，资金是否可用。

一旦获得上述信息，可以进一步评估请求，以确定有哪些选项可以满足这一需要。

根据特定的请求，可以从其他行业专家那里收集额外的信息，这些专家可能来自组织的任何地方。请求信息和分析结果被记录下来，以供之后的启动阶段使用。该文件的信息类型和格式也将取决于请求本身。传统上，分析有三种类型的输出：变更请求、项目章程或商业案例。

当请求需要少量的工作并且不满足项目的阈值时，就会涉及变更请求。大多数组织都有一个变更管理流程，用于对其应用程序进行小型更新。他们可能没有为范围和工作量较小的非信息技术项目变更制定标准过程。他们可能只是将这些任务分配给其他人，在没有正式流程的情况下完成。

项目章程在满足特定要求的工作已经明确时使用。它可以用来提供要完成的工作的细节，所需的资源、预算、里程碑和时间表。为了能够提供这些估计，解决方案必须是已知的，尽管涉及文档通常是高级文档，如果获得批准，将可能在项目规划期间进一步修订。项目章程在第 8 章（启动——专家）中有进一步的定义。

商业案例定义了业务需求和满足这种需求的可用选项。当不知道解决方案，但已经在某种程度上对选项进行了评估时，可以使用这种方法。当审查该请求时，可以做出授权决定，继续进行详细的选项评估，并等待请求方提供各选项预期结果和建议选项的理由。商业案例通常包括以下信息：

- 请求/项目名称。
- 版本号和日期。
- 执行摘要。
- 项目信息
  ——提交日期。
  ——提交人和联系信息。
  ——企业所有者。
  ——期望的开始日期。
- 项目描述
  ——业务需求和利益。
  ——目标/范围。

    ——风险/问题。

    ——约束/前提。

- 高级业务影响

    ——受影响的业务功能/流程。

    ——正在进行的操作计划。

    ——合理性以及与组织的目标的适应性。

- 选项和分析

    ——为每个选项提供：

    ＊成本/效益分析。

    ＊初始和持续成本。

    ＊投资回报率。

    ＊安全和隐私考虑。

    ＊所需资源。

    ＊估计时间。

    ——首选和决定的理由。

- 批准。
- 附录中的参考资料或附加文档。

4.3　确认利益相关者

在分析和开发相关文档的过程中，将确定利益相关者。他们可能参与了分析，也可能只要回答关于需求的问题。项目利益相关者是任何可能受到项目结果影响的人。这可能是一个人（如请求者）、一个组（如处理新病人护理单元的工作人员）或一个组织（如医院本身）。重要的是要明白项目利益相关者包括项目经理和项目团队，以及任何相信他们将受到项目影响的人，无论这种信念是否合理。利益相关者的确认开始于启动阶段，并在计划阶段进行扩展，实际上在整个项目中继续进行。

在启动过程中应该识别的一个关键利益相关者是项目发起人。发起人对项目负有全面的责任,并作为项目团队和业务之间的联系。他们拥有战略级别的决策权力,并批准项目范围、任何相关的变更请求和收尾文档。如果有任何事情的解决方案需要提升级别,他们也是项目经理找的负责人。有时候,根据范围或涉及的部门不同,项目可能有不止一个发起人。例如,如果项目要为制药部门实施一个新的软件应用程序,那么该项目可能有来自信息技术部门的技术发起人,以及来自制药部门的业务发起人。

4.4　项目授权

一旦收集了信息并归档,就应该做出授权或批准决定。这方面的正式流程包括治理委员会,该委员会评估跨组织的请求,并基于可用资源(人力、财务和其他)和组织的战略目标、目标和优先级做出决策。他们考虑所有的申请,并实现那些由于监管需求、安全需求或必要的维护工作而有必要执行的申请。治理过程将在第 8 章(启动——专家)中进一步讨论。

由于缺乏正式的治理流程,有权批准请求的个人或组在整个组织中可能会有所变化。它可能会根据申请的类型、受影响的不同部门或是否存在信息技术需求而有所不同。在这些情况下,授权请求可能不考虑整个组织的可用资源或其他请求,造成预算和现有资源方面的限制。

对申请的最后决定可能是下列任何一项:

- 批准进一步的选项分析——这可能包括提交信息请求(RFI)或建议请求(RFP)或进一步的市场调查。该决策通常需要将结果返回给批准人,并提供建议和有关项目的更多细节。
- 批准立即开始——如果资源现在可用,或者优先级足够高,这个决定就会做出,其他工作可能会被搁置,以释放必要的资源。
- 批准在晚些时候开始——决定向前推进,但有必要推迟开始。这可能是由于缺乏资源(人力、财务或其他)或在开始之前需要一些前提条件的满足。

・拒绝——如果决定不推进这个项目，应该记录该决定的理由。

一旦做出了决定，就应该通知请求者，并且所有文档都应该存储在其他人可以使用的位置。

如果被拒绝，文档将被存档，以便在收到类似请求或重新访问请求时用作历史信息。如果被批准，文件应该在分配给项目经理时提供给他们。一旦做出了决策、与请求者的通信完毕、文档完成并发布到适当的位置，启动进程组就结束了。由于项目经理通常是在项目得到授权后才被分配给项目的，所以可能看起来好像启动进程组没有发生，但是这些业务活动很少被跳过，即使是以很非正式的方式完成的。

启动进程组没有完成的典型原因是在项目已经批准之后才进行沟通。这些项目对组织来说具有很高的优先级，是授权的一部分，或者是更大的组织计划的一部分。在这些情况下，组织的领导已经批准或授权了项目，并决定了应该立即开始将其直接带入计划。

启动进程组从初始申请开始，以批准决策或继续进行的授权结束。第5章（计划——新手）描述了规划进程组。当项目准备好可以开始并分配项目经理时，计划就开始了。这时候应该将启动期间收集的信息用于进一步定义项目边界以及如何完成的。第5章（计划——新手）将为新手项目经理讨论项目计划。

第 5 章

计划——新手

计划在启动阶段完成和项目获批后开始。讨论项目管理时常使用的一句话是:"如果你没有计划好,你就是计划着失败。"虽然这一说法没有官方作者,但一些网站中,包括好读网(Goodreads [https://www.goodreads.com/quotes/]),都显示这句话出自本杰明·富兰克林(Benjamin Franklin)之口。虽然这句格言是一种警示,但重点不应放在过去的失败上,而应放在从中汲取的教训上。知道什么不该做和知道什么该做一样重要。制订计划是项目经理最重要的职责之一。成功的项目在项目开始时就对成功有明确的定义和明确的终点。我们很多人都曾参与过没有明确计划的项目,其中一些可能仍被认为是成功的,其他的可能甚至还没完成;还有一些可能已经接近尾声,但很难取得预期的结果,或被推迟或超出预算。在某些情况下,没有充分的计划似乎不是什么大事,但在许多医疗项目中,这可能会对预算和结果产生灾难性的影响。项目越大、越复杂,制订计划就越必要。

一个计划合理的项目在范围、预算和时间上更有可能成功。在启动阶段批准项目之后,可以开始详细的计划。启动阶段的可交付成果将通知规划阶段。在规划阶段会进一步确定项目目标,并制订详细的项目管理计划。规划可以分为三个部分——规划项目的成功,规划实际的项目细节,以及获得利益相关者的支持。为了增加项目成功的概率，应回答的问题包括：

（1）规划成功。

　　a. 项目是如何帮助组织实现战略目标或重点。

　　b. 如果组织不做这个项目会发生什么。

　　c. 在利益相关者看来，一个成功的项目是什么样的。

（2）规划项目。

　　a. 需要完成什么业务活动。

　　b. 每个业务活动和阶段的估计时间是多少。

　　c. 所需的资源是什么。

（3）获得利益相关者的支持。

　　a. 利益相关者是否认可团队成员的安排。

　　b. 利益相关者是否对工期和结果作出承诺。

　　c. 项目是否得到所有必需的资源批准。

制订计划的一个主要原因是为了让所有的利益相关者对项目及其预期结果达成共识，以及指导项目本身的执行。计划需要花费相当大的努力，并且应该算在项目的整体工作和时间表中。尽管利益相关者甚至发起人现在就想看到项目的结果，但要牢记那句关于计划失败的格言，才有助于集中精力在开始项目工作之前完成计划。

5.1　范围定义

项目规划的前两个步骤——范围定义和召集团队——可以同时或按顺序完成。通常团队的加入可以帮助界定一个可行的范围，并将达到最好的结果。然而，如果没有需要完成的工作，那么早期就召集团队不总是可行的，所以，有时范围定义和其他计划活动需要在召集团队之前进行。项目管理协会将"范围定义"称为"作为项目一部分所提供的产品、服务和结果的集合"(PMI,2017,722)。另一种描述范围的方法是认为特色和功能将是项目的结果。还有一种方法是为实现特定的结果列出要完成的工作。范围定义了必须做什么,并设置了项目的边界。我们案例研究中的一些范围定义示例包括:

- 培训员工
  ——所有在大楼工作的员工将在正式工作前完成计算机技能培训。
- 确定硬件的位置
  ——收集硬件需求,包括网络与 Wi-Fi 连接,设备的大小和重量,以及项目可用设备的数量。
- 评审政策和程序(P&Ps)
  ——评审 9 项入院/出院/转院(ADT)政策和程序,以了解新大楼办公室可能发生的变化。
- 修改新大楼的电子病历(EMR)
  ——更新电子病历中所有的办公室、位置和服务类型表。

明确定义的范围是成功完成任何项目的必要条件。明确定义的范围还有助于利益相关者知道项目是否已经完成和成功。最后,范围是利益相关者在项目结束时所期望的。范围定义应该包括什么是项目的一部分,什么不是。以我们的硬件为例,协商设备的价格并不属于项目的范围;相反,它将由该项目之外的其他人来完成。合适的定义和一致的范围有助于防止"范围蔓延"这一任何项目的祸患。范围蔓延被定义为添加未经授权的特色或功能(Larson & Larson,2009)。它基本是不可避免的,并且由于需求不明确或不断变化,或者因为利益相关者希望满足超出商定的更多需求,范围蔓延经常发生。通常情况下,范围蔓延虽然是由于好的想法发生,但仍然会影响项目,因此需要被管理。管理范围蔓延的最好方法之一是使用变更管理计划,这将在第 9 章(计划——专家)中提到。工期短或不太复杂的项目,范围蔓延通常可以从考虑未来项目的请求来进行管理。

管理范围的重要原因有很多。首先,项目通常旨在给定的时间内,使用给定的资源，完成特定的结果或达成特定的目标。一些项目还计划达到降低成本的结果，预算也相应发生调整。任何范围的增加都会对成本、时间或资源产生负面影响，更重要的是，会降低工作质量。三重约束，用来描述范围、时间和资源之间的关系，通常是项目经理做项目期间花费大部分时间的地方（关于三重约束的更多内容请见第9章[计划——专家]）。通过定义范围和获得利益相关者的支持，范围蔓延可以最小化。范围应该从能让利益相关者理解的方式来定义。我们案例研究中的一些例子包括：

- 在大楼开放前对所有员工进行培训。
- 为每个办公室确定20台新电脑的位置。
- 评审9个有关进出大楼的政策和程序。
- 为病人的入院、出院和转院开发测试脚本。

范围将促进工作计划的制定和资源需求。

5.2　召集团队

让项目团队帮助确定范围可以提高其在规定时间内完成和可行的可能性。人力资源通常是任何项目管理部分中最昂贵和最困难的资源。即使"团队"只有一个人，这个人负责的其他工作也需要调整，以便他们能够专注于新项目。此外，更大的团队可能来自不同的部门，会从不同的角度看待项目。

管理团队的第一步是清楚定义每个团队成员的角色和职责——包括作为项目的一部分，他们将做什么和不做什么。还需要对项目经理、领导、发起人、利益相关者、咨询小组以及分析人员、测试人员、记录管理员和内容专家进行角色描述。清楚地定义每个人的职责范围将有助于减轻团队中的混乱和重叠。这可以是一个包含角色和基本职责任务的样例，如表5-1所示，也可以是资源管理计划，这些我们将在第9章（计划——专家）中进一步讨论。

这些资源有助于将范围形式化,并且应与最终范围和它们在项目中的角色(如果可能,以书面形式)达成一致。一旦最终范围被批准,并且确定了团队的角色和职责,就可以创建项目时间轴了。

表 5-1　项目角色和职责样例

角色	职责
发起人	· 支持项目 · 保障项目资金
利益相关者	· 承诺用户资源 · 沟通商业需求
项目经理	· 制定和推进项目时间表 · 识别和管理项目问题和风险 · 指导项目团队向目标努力
团队成员	· 完成所有分配项目相关的任务和活动 · 识别并报告问题 · 向项目经理汇报工作进度
培训人员	· 培训员工 · 协助产品上线发布

5.3　项目时间表

项目时间表能够推进需完成的工作,以达到利益相关者商定的范围。项目时间表可以像几个步骤一样简单。例如,如果你的项目是制定培训材料,项目的步骤可以包括:

· 项目批准。

· 召集团队(资源)。

· 识别新进程、政策、程序(范围)。

- 创建时间轴(日程)。

- 制定培训材料。

- 提供培训。

- 上线发布支持。

- 结束项目。

另一个项目示例是评审新大楼的政策和程序。本项目的任务可能包括：

- 确定哪些政策和程序需要评审(范围)。

- 确定由谁来评审每个政策和程序(资源)。

- 与评审人员沟通截止日期(日程)。

- 评审政策和程序。

- 批准修订的政策和程序。

- 与培训人员一起制定培训(有需要的话)。

- 发布新的政策和程序。

- 结束项目。

在本例中，因为实际的项目已经获批，确定详细范围、召集团队是项目时间表的一部分。此外，修订政策和程序通常是按时间表进行的，但由于大楼的存在，这可能另需评审。

项目时间表有很多称呼，有些项目经理称之为工作分解结构。项目管理协会将工作分解结构定义为"项目团队为完成项目目标和所需的可交付成果，对要执行工作的总体范围进行逐层分解"(2017，第161页)。工作分解结构是任务的可视化表示。在创建任务和类别时，它通常看起来像一个组织图。图5-1给出了一个基本的工作分解结构示例。

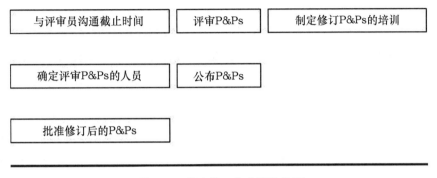

图 5-1　基本的工作分解结构图

　　一旦创建了所有任务,并将截止日期添加到基本的工作分解结构中,项目经理可以将其称为时间轴,而在项目管理软件中创建时,可以将其称为工作计划。项目经理参考时间轴的另一种方式是时间表。时间表通常是任务的日历视图,而不是工作计划或时间轴的线性视图。无论是被称为工作计划、时间轴、时间表还是工作分解结构,它至少应该包括:

　　·任务列表(范围)。

　　·每个任务的开始和结束日期(持续时间)。

　　·各任务负责人(资源)。

　　创建工作计划,就像被称为"向前迈进",它是一门艺术和科学。开始制订工作计划的方法有很多。一种方法是用预期的持续时间和责任人或小组记录每个已知的任务。这种方法假设所有任务完成需要多长时间,以及谁是成功完成任务的最佳人选。但是,除非你是一个非常有经验的项目经理,或者你正在照搬一个现有的项目,否则这种方法是极其困难的。当开始以项目经理的身份出现时,有许多更简单的方法来创建工作计划。

　　作为一个制订工作计划的新手,最简单的可能只是列出任务,不含持续时间或资源分配,因为它们需要经过思考。快速列出一个任务列表,而不花时间把它们进行排序，刚开始可以让项目经理专注在需要做的事情，而不是纠结要花多长时间或者谁是最好的资源。快速制订工作计划的一种方法是把每个任务写在便签上（或打字）——每个便签一个任务。这可以在纸上、备忘录或其他插件上完成。每个任务用一个便利贴的好处是，一旦所有的任务被列出，他们可以根据需要完成的顺序划入组中。获取任务列表的另一种方法是将每个任务输入文字处理表格或电子表格中。在表中获取所有任务之后，可以将它们复制并粘贴到组中，或按不同的顺序排列。不管是普通白板还是智能白板，都可以用来列出任务。一旦所有的任务都列在板上，就可以用线条或彩色标记来指定分组。例如，所有准备任务可以用一种颜色圈起来，与训练相关的任务用另一种颜色圈起来。

无论使用哪种方法，很少有项目经理能够识别每一个单独的任务。这时，让其他人加入这个过程通常是有帮助的。负责这项工作的团队成员可能会对完成这项工作所需的任务提出建议。其他项目经理可能会根据他们管理的项目提出建议。所选的利益相关者也是有帮助的，因为他们知道将受项目影响的业务。为了收集有关所需任务的更多信息，项目经理可以与团队成员或利益相关者面谈。团队成员或利益相关者也可以聚集在一起进行工作计划会议，以进一步细化工作。

一旦列出所有任务，下一步就是组织任务。按资源或阶段对任务进行分组有助于组织工作，甚至有助于确定额外的或不必要的任务。任何项目的关键阶段应包括：

- 分析（计划）。
- 开发。
- 测试。
- 培训。
- 上线发布。
- 提供上线支持。
- 结束。

更详细的项目可能有额外的阶段,但几乎所有项目在上述列出的每个阶段都有任务。

工作计划的下一步是为每个任务添加持续时间和资源。通常,持续时间是一个估计值,当所有步骤都资源充足时,它会被重新确定。例如,如果负责评审政策和程序的委员会每月只开一次会,每次会议只能评审三个政策和程序,而要评审的政策和程序有九个,那么评审任务的总时间为三个月。这可能对按时完成项目来说太长了,需要减少时长。记住这三个常量,即三种选择可以减少这个任务的持续时间。第一种是减少要评审的政策和程序的数量(范围)。第二种是让委员会更经常地开会(资源)或延长每次会议的时间(日程)。应根据批准的范围将任务包括在工作计划中,然后根据需要进行调整,以减少总体持续时间或资源数量。在第 9 章(计划——专家),我们将讨论如何确定你的工作计划中应该包含多少任务。

5.4　条件和约束

应与工作计划一起建立条件和约束。项目管理协会将条件定义为"在计划过程中被认为是没有证据或论证的真实、确定的因素"(2017,699)。他们将约束定义为"影响项目执行的限制因素"(PMI,2017,701)。我们项目中的一个条件是,所有 9 个入院/出院/转院政策和程序将根据需要进行评审和更新。一个约束可能是只有录取委员会可以评审这些政策和程序。条件和约束可以在启动和计划阶段确定。一旦确定,它们就被用作工作计划的支持文档,以帮助控制项目的工作和范围。对条件或约束的任何变更都将由变更管理计划管理(关于这一点的更多信息见第 9 章[计划——专家])。我们案例研究的条件示例包括:

- 新大楼的人员配比将保持不变。
- 将在每辆移动推车上安装 22 英寸显示器。
- 9 个入院/出院/转院政策和程序将被评审。

·新设备在部署前将由信息技术进行测试。

我们项目的约束示例包括：

·新大楼将如期开放。

·其他大楼的工作人员不能进入新大楼。

·硬件必须安装在现有的推车配置上。

·搬迁期间不增加额外的工作人员。

·开放前一周才会部署硬件。

·所有病人必须在搬迁当晚 11:59 前搬到新楼里。

条件和约束应该从利益相关者和项目团队中得出。如果没有明确的条件，工作可能会扩大甚至破坏整个项目。当有第三方参与到项目时，条件和约束通常作为合同的一部分。

5.5　预算计划

在小型、不那么复杂的项目中，项目经理通常不负责管理预算。通常，所有的项目资金都用在日常运作上。然而，项目经理应该在发生项目支出时跟踪其使用情况。有时，这只是跟踪资源时间。在其他时候，这是一个基本的列出了所使用的所有资源（人力和技术）、成本和总数的电子表格。例如，对于政策和程序案例，唯一的成本是人力资源，需要他们去评审政策和程序，这也是他们日常工作要求的一部分，跟踪其花在项目上的时间可能就足够管理预算了。对于培训案例，可能需要跟踪更多的数据，尽管这可能不是项目经理的职责。对于这个例子，项目经理需要跟踪培训人员开发新材料的时间，任何开发软件所需的成本，以及员工参加培训的时间。在小型项目中，每一种培训人员和学员的薪资估计通常用于跟踪这些成本。详情见第 9 章（计划——专家）中更详细的预算管理。

5.6　沟通计划

一旦创建了范围说明,召集了团队(如果有的话),并且已经创建了带有条件和约束的工作计划,就该制订沟通计划了。沟通计划的目的是确定五种沟通权利,即:

(1) 正确的信息。

(2) 正确的人。

(3) 正确的时间。

(4) 正确的格式。

(5) 以正确的方式存储,以便在项目中和项目结束后作参考。

在规划阶段,利益相关者常常对项目成功的前景感到兴奋,这有易于讨论他们潜在的沟通需求。在潜在问题发生之前就谈论如何管理,比问题发生时谈论要好得多。可以通过发放电子邮件或发布在项目页面上来分享有利的进展。不过问题或延误可能需要更多的信息或面对面会议。虽然人们常说"沟通永远不够",但关键是计划如何以恰当的频率沟通恰当的信息。项目经理首先需要确定谁需要项目的信息。至少,利益相关者、团队成员和项目发起人需要知道项目何时开始,总体工作计划,以及预期的结果。其中一些信息是初始阶段起草的项目章程中的一部分。在规划阶段,需要通过详细的范围声明和工作计划进一步细化这些信息。利益相关者和团队成员需要在工作开始和项目全程了解这些细节。

沟通计划的第二部分是正确的人,有必要确定谁需要项目的信息。

回答如下所列的问题将确定谁须被包括在沟通计划中。

· 项目期间谁会受到影响。

· 谁会受到项目结果的影响。

· 如果项目成功,谁会受到影响。

· 如果项目不成功,谁会受到影响。

- 谁的工作将会因为这个项目而改变。

- 谁来做这个项目工作。

- 谁为项目提供资金（包括资源）。

很少有短期、简单的项目利益相关者需要项目更新。一些质量保证或需要循证的项目可能只需要在项目结束时进行更新。更长期的、更复杂的项目需要更多的更新。在每个阶段结束时报告状态——计划、开发、测试、培训、上线发布、上线发布后和结束——让所有利益相关者在项目全程都能得知。简单和复杂的项目都可以遵循类似的沟通计划，但周期更长的项目需要更多的更新。一个月的项目可能只需要两到四次更新。三个月的项目可能有相同的更新次数，但更新间隔是不同的。例如，项目更新可以发生在：

- 项目开始。

- 开发开始前。

- 测试开始前。

- 培训开始前。

- 上线发布开始前。

- 在第一个结果被测评后。

- 项目结束时。

周期较长的项目通常遵循计划周或月计划，并在项目的关键时期（如果需要）添加更新。状态更新可以以多种方式进行。一些方法包括：

- 面对面会议。

- 书面状态报告。

- 电子邮件更新。

- 项目网站上的帖子。

- 简讯文章。

- 电子仪表盘。

- 定期安排的部门或利益相关者会议上进行口头或书面报告。

交付方法应该与利益相关者的需求和信息的紧急程度相匹配。可以通过会议、电子邮件或在项目网站上定时更新，以传达给利益相关者。对于小问题或需做简单决定的更新，最好在会议或带有明确决策参数的推送通知中发布。例如，可以使用类似于"情况—背景—评估—建议"（SBAR）的形式向利益相关者发送电子邮件。在描述了需要的决策（情况）和支持信息（背景）之后，项目经理可以用结果（评估）对选项描述，然后应该列出需要推荐的项目，这样利益相关者就能清楚地知道他们推荐的是什么。在许多电子邮件包中，可以在其中添加一个投票按钮，以获取每个利益相关者的建议。此外，还有许多免费应用程序可以收集反馈。当要求利益相关者提供建议时，也应该在电子邮件或演示文稿中包含建议的日期。此外，许多项目经理还使用了一些措辞，好像没有回应就意味着默认同意第一个选项或同意推荐选项。收集投票并将投票结果报告给发起人以供最终决定，算作结束，然后可以将其添加到工作计划中，或在日志中标记为已解决。

然而，主要问题往往需要更多互动讨论。"情况—背景—评估—建议"方法当然有效，但对于主要问题，利益相关者可能希望了解彼此如何看待这些方案和/或提供替代方案。在状态会议上讨论问题并将其添加到状态报告中通常就足矣，但是也可能还需要额外的会议。与所有状态更新一样，信息应被记录并存储在其他项目文档中。项目经理负责保持所有有关项目沟通的事项。在短期、简单的项目中，信息通常存储在项目经理的计算机或云盘上（遵循组织的存储政策）。更大或更复杂的项目可能使用共享存储，如SharePoint 或项目组织的页面。所有的沟通资料都应该保存到项目结束阶段完成，然后可以对沟通资料归档。更多关于项目收尾的内容将在第 7 章（收尾——新手）和第 11 章（收尾——专家）中讨论。

通常，有用的方法是创建一个包含 5 个沟通计划权利的表格。沟通模型被定义为"用于表示项目沟通过程将如何执行的描述图、类比图或示意图"（PMI，2017，700）。以图形化的方式查看信息可以帮助所有感兴趣的各方理解他们期待的有关项目的沟通事项。这种沟通表格也可以帮助发现计划中的漏洞，获取太多或太少资源的信息。表 5-2 为一个沟通表格的示例。

表 5-2 沟通表格示例

利益相关者	信息	频率	形式	保存形式
发起人	项目状态、结果、问题、风险、预算	每周/每月*	面对面、书面**和发帖**	项目现场保存的书面报告
相关部门的负责人	项目状态、结果	每周/每月*	亲自汇报、书面	项目现场保存的书面报告
其他部门负责人	项目状态	每个阶段开始	简讯、员工会议	项目现场保存的员工会议上的简讯文章和报告
供应商	项目状态	项目开始和结束	部门会议	项目现场保存的部门会议上的报告
临床医生	项目状态	项目开始和结束	简讯、员工会议	项目现场保存的员工会议上的简讯文章和报告
团队	项目状态、问题、风险	每日/每周*	面对面、书面**和发帖**	项目现场保存的书面报告

＊频率取决于项目持续时间和复杂性。

＊＊书面和发帖形式支持面对面会议中展示的内容。

　　一旦范围、资源计划、具有条件和约束的工作计划以及沟通计划完成，项目经理应从项目发起人处获得签字。这就正式结束了规划阶段，并增加了项目将遵循商定计划的可能性。有关详细状态报告、成功因素和签署的更多信息，请参见第 9 章（规划——专家）。一旦规划阶段完成，这个项目就该开始了。

第6章

执行、监督和控制——新手

现在,项目计划已经完成,完整的项目计划已经制订,团队也已经集合,现在可以开始项目的执行、监督和控制阶段了。执行阶段是完成项目管理计划中定义的所有活动的阶段,这是项目完成的地方。它包括"构建"、测试、培训和上线活动。监督和控制阶段与执行阶段同时进行,包括项目经理在这些阶段的主要工作。项目经理在监督和控制阶段的工作目的是确保按时、按预算和按范围完成工作。执行、监督和控制阶段将被统称为一个阶段。在此阶段,项目经理将集中精力管理工作、控制问题、风险和变更请求,并确保项目质量得到保证。

考虑项目经理在项目执行阶段的角色,他的功能就像管弦乐队的指挥。项目经理的工作是指导团队在预算范围内按时完成预定的工作,并满足项目的需求和范围。指挥家和项目经理一样,需要知道音乐家的实力(团队)、要演奏的音乐(范围)、演出何时安排(工作计划)以及在演出场地向观众展示音乐的最佳方式。虽然指挥家不需要知道如何演奏管弦乐队中的每一种乐器,但他们必须知道如何解读音乐以及要演奏的曲目安排。在他们第一次练习(开始)时,指挥家会向音乐家们解释计划,明确他们的角色(即第一或第二首席等),并期望他们开始练习(作品),以正确地演奏音乐。然后指挥家通过练习（状态会议）来监督他们的表演进展。尽管音乐家应该能够正确地演奏音乐，但指挥家的工作是监督他们的工作，并识别任何可能对演奏产生不利影响的问题或风险，然后帮助他们解决问题。指挥家还需要了解场地设置和音响（文化），以最大限度地提升效果。这样，就可以增加表演完美无缺的可能性。

项目经理在此阶段的工作是类似的。虽然项目经理不被期待知道如何完成项目的所有工作，但他们确实需要对所需要的工作、应花费的时间以及如何评估潜在的问题和风险有一个基本的了解。通过监督和控制项目，项目经理增加了按时、按预算并使利益相关者满意地完成项目的可能性。项目经理将使用所有在计划阶段开发的工具来监督计划的工作，并向利益相关者报告管理项目中出现的问题和风险，以及管理团队。

6.1　项目启动

执行阶段的第一步是确保团队成员和利益相关者理解项目，并让他们熟悉计划的细节。大多数项目都是从一个包括关键利益相关者和团队成员的启动会议开始的。一些项目经理认为启动会议是计划阶段的结束，另一些项目经理把它用作完成详细计划的驱动力。无论哪种方式，启动会议都为项目设定了基调，并将关键活动和时间表通知所有参与者。启动会议的主题包括：

- 团队介绍。
- 项目目的和成果。
- 项目范围。
- 工作计划中的关键活动。
- 用于沟通项目更新、问题、风险和变更请求的过程。

启动会议应该从介绍所有关键团队成员和利益相关者开始。每个人都应该讲一点关于他们在项目中的具体角色。这样，每个团队成员和利益相关者都可以知道谁参与了项目。这可能是唯一一次大家聚在一起，所以为项目做好准备是很重要的。例如，每个人都应该知道项目发起人是谁。发起人有助于推动项目的总体方向和价值。

启动会议是一个很好的机会，可以确保利益相关者对项目的目的和范围保持一致。对于较小的、不那么复杂的项目，启动会议可以是定期会议的一部分。例如，如果项目的一部分是在一个特定的单元中收集数据，那么启动会议可以解释为什么需要这些数据以及预期的结果是什么，并告诉员工有人将收集数据、审查图表或向他们提问等等。在我们开发培训资料的案例研究示例中，启动可能包括未来单元信息，所以每个人都可以考虑需要哪些培训。这些培训需要更换或增加新单元的配置或设备来照顾病人。对于政策和程序项目，启动活动之一可能是解释团队成员将如何监控现有的入院、出院和转移流程，以便可能修改政策。

项目启动的主要原因之一是展示项目的范围，将包括什么和不包括什么。用能够与利益相关者产生共鸣的术语来描述范围是很重要的。范围可以表示为工作将如何达到特定的结果，而不是显示项目的详细任务。在我们的案例研究示例中，呈现给利益相关者的范围可以是：

- 9 项入院/出院/转院政策和程序将在患者移入新病房前进行评审和更新。
- 员工将使用项目期间从现有培训包中创建的材料来适应新房间。
- 培训材料将在网上供每个工作人员完成。
- 硬件将在新办公楼上线前安装。
- 治疗时间将在新单位开业前 1 周和开业后 1 周进行分析。

项目经理将需要在启动会议期间以及在整个项目期间经常解决利益相关者关于范围的问题。在讨论达成一致的范围时，清楚和明确是很重要的。在处理范围时，包括制订项目管理计划、团队组成和工作计划的条件和约束可以帮助巩固协议。

6.2　报告项目状态

启动的另一个目的是为状态报告建模。任何项目的成功很大程度上取决于项目利益相关者对项目进展的看法。通过在启动会议期间对状态报告建模,利益相关者将知道他们在整个项目中可以期望什么。在状态报告中,项目经理应该共享关于计划的活动(任务)的进展信息,从现在到下一个状态报告之间计划好的下一个任务,包括解决这些问题的计划,以及项目这个阶段中任何预计的风险信息。状态报告至少应包括:

- 用于描述与项目计划相对的整体项目状态的符号或词语(例如,红黄绿信号灯)。
- 利益相关者信息的问题和风险(或他们需要解决的)。
- 变更请求。
- 下一阶段的计划。

一个状态报告的例子可能会显示关于项目的停止灯图标,它定义了与项目相关的红、黄、绿灯的含义。通常,绿色意味着里程碑或目标超前,或落后少于 5%。黄色通常意味着任务落后 5%～15% 或绩效指标低于基线,但项目希望赶上进度,在这一点上不延误时间线或增加预算。红色通常意味着项目遇到了错过里程碑或在关键路径上滞后超过 20% 的问题。当项目处于"红色"状态时,如果有些事情没有完成,项目经常会面临错过上线、预算或范围需求的风险。在启动阶段确定项目的状态指标,将使未来与利益相关者的沟通更加清晰和有效。图例应该作为状态报告的一部分,以便利益相关者可以看到报告中颜色的含义。任何指标都应该包括颜色和其他一些方法(如填充),以便色盲等残障人士可以看到这些指标。请参见图 6-1 中的信号灯图表示例。

颜色	指示物	定义
绿色	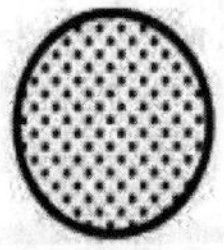	里程碑达到目标或落后不到 5%； 各项绩效指标达标
黄色	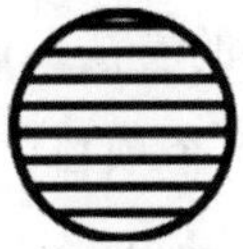	里程碑落后 5%～15%； 性能指标低于基线
红色	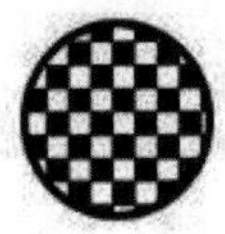	关键里程碑已被错过或落后超过 20%； 性能指标低于基线，可能无法固定

图 6-1　状态报告信号灯描述符

　　状态报告应该包括关于计划在项目的这个时候完成的任务和计划在下一个阶段完成的任务的信息。在启动会议期间，应该完成的任务很少（如果有的话），所以报告的大部分内容将集中于计划的下一步。应处理有关任务的一般信息，如任务的重点、完成任务的预期风险以及任何减少风险成为问题可能性的缓解计划。如果现在有任何需要解决的问题，它们也应该被描述。关于每个任务的细节，谁将完成它，它将如何完成等，这些是不需要的。利益相关者只需要足够的信息来帮助他们确定下一个阶段需要他们或他们的部门做什么，以及他们如何能帮助降低风险。

　　在启动会议期间，一些利益相关者可能第一次听到项目风险。风险是项目的正常组成部分，但不是所有的利益相关者都知道这一点。只有在计划阶段识别的风险和在项目早期阶段可能发生的风险才应该在启动会议中共享。此外，在讨论风险时，始终讨论风险缓解计划也很重要。例如，在我们评审并可能修改 9 项 ADT 政策的项目中，一个风险是，由于评审最初的 9 项政策，可能需要修改其他政策。减轻这种风险并防止它影响项目的一种方法是,假设识别出的任何附加政策都将在上线后进行评审和修订。在项目的早期进行此操作将有时间在初始上线后直接计划进行策略的更改。在启动会议期间讨论风险的目的有两个。首先,利益相关者需要知道在任何项目中风险都存在,并且已经为每个确定的风险制订了缓解计划。第二,利益相关者可以确定额外的风险,并可以帮助确定缓解计划。

启动会议的一部分还应该描述变更控制过程。向计划范围添加或更改的请求经常发生。变更请求流程应该包括跟踪请求的方法,分析潜在的好处和影响,以及谁将做出请求变更的最终决定。在项目的早期描述这个过程将有助于使项目变更过程顺利进行。启动会议应该以讨论利益相关者何时以及如何就项目进行沟通而结束。在一个较小或不太复杂的项目中,这可能是下一次定期会议上的另一个公告或一封更新的电子邮件。对于更大或更复杂的项目,应建立定期状态会议和书面报告的时间表,并遵循一个预定的时间表。它们可以安排为每周一次,也可以安排为每月一次,只要它们遵循预定的计划,这样利益相关者就知道什么时候可以得到信息。例如,状态会议可以安排在每月的第三个星期一。项目经理应该在启动会议之前安排这些会议,并分享日程、位置、拨号信息(如果适用),以及预期状态会议的结束。除了召开状态会议之外,项目经理应该在整个阶段遵循沟通计划中的其他步骤。关于沟通计划的更多信息可以在第 5 章(计划——新手)中找到。

6.3　监督工作

在整个执行阶段,项目经理根据需求和项目管理计划监视项目工作。例如,项目经理需要审查政策和程序委员会在 9 个入院/出院/转院政策和程序上的进展。项目经理需要了解审查 9 个入院/出院/转院政策和程序的委员会是专门做这个工作,还是他们同时有其他工作。在第 5 章(规划——新手)的例子中,我们确定委员会每个月需要完成 3 个政策和程序。如果项目经理没有计划在委员会中同时进行工作，这可能会导致项目延迟或需要额外的资源来完成评审。每周都评估和报告进度，甚至在一个较短的项目中相对更加频繁，而当项目接近完成时频率更高，这是保持项目目标的关键。

根据帕金森定律，工作通常会在分配的时间内完成。如果团队成员有一个小时的时间来完成一项任务，那么通常就需要这一个小时。如果给他们一个星期的时间去做一项任务，这项任务要到周末才能完成。这就是为什么"最忙的人"——承租人与帕金森定律共存的原因；理论上讲，当一个人有最少的空闲时间时，他会在最短的时间内完成任务。为了增加政策和程序在新单位开业前按时完成的可能性，项目经理需要为委员会将任务分解成易于管理的模块，以应对帕金森定律。然后项目经理需要密切监视工作，而不仅仅是捕获工作已经完成的信息。不是说每个月需要完成三个政策和程序，项目经理需要计算可用的工作日和时间。由于一个月只有 20 个工作日左右，要在 1 个月内完成 3 个政策和程序，每个政策和程序需要在 6 个工作日左右完成。通常情况下，团队成员会在同一时间完成多个任务或项目，这可能会使评估进度变得更加困难，因为团队成员可能会决定将类似项目任务捆绑在一起，而不是每周只完成一个任务。如果项目经理没有充分地监督工作，这可能会使项目更容易延迟。项目经理需要与团队一起工作，以了解工作的进展，然后在出现任何问题时向利益相关者报告它。

团队更多地关注于完成当前的任务，而项目经理常常关注项目的下一个步骤或阶段，以保持项目向前发展。例如，一旦项目启动完成，项目经理就应该开始评估问题和风险，或者其他潜在的延迟或障碍，并确保下一个任务能够成功完成。又如，训练任务通常需要在开始之前完成其他"构建"步骤。项目经理需要与培训团队一起工作，以确定他们开始任务所需的最小"构建"工作，以及监控他们的活动，以确保他们所做的任务没有与其他"构建"活动相关联。再如，培训团队可以建立教室、学习管理系统、课程地图、教室政策、补救培训流程等，同时等待实际的"构建"进展。因为项目经理关注的是下一个活动，所以他们可以更好地了解可以进展的工作，并相应地指导团队。

　　项目经理应该在整个阶段中定期更新工作计划。至少，更新工作计划应该包括标记任务的完成。每个任务都应该有一个到期或结束日期，一旦完成，任务状态应该更新为完成状态。重点应该是任务完成，而不是时间进度。虽然标记任务完成是更新工作计划的最小方法，但是它并没有给项目经理提供很多有用的信息。除了结束日期或到期日期外，任务还应该有一个开始日期。项目经理应该监视任务，以查看它们是否按照计划启动，并相应地更新工作计划。任务可以更新为"正在进行中"或"开始中"，以便在任务完成之前清楚地识别出哪些任务是在计划中。彩色编码还可以帮助轻松地显示项目状态。按计划完成的任务，按计划进行的任务，或者按计划尚未开始的任务，可以用绿色表示。那些落后于计划但预计会赶上的任务可以用黄色表示。那些应该开始但还没有开始的任务和那些落后的、没有希望再赶上的任务可以用红色表示。如果可能，应该使用为状态报告定义的相同标准和图例对工作计划状态进行编码。正在进行的工作计划示例见表 6 - 1。

表 6 - 1　正在进行的工作计划示例

#	任务	开始日期	结束日期	负责人	状态
1	确定需要评审哪些政策和程序（范围）	2020/1/1	2020/1/1	临床小组	完成
2	确定评审每个政策和程序的人员	2020/1/2	2020/1/6	政策和程序委员会主席	完成
3	与评审人员沟通截止日期	2020/1/7	2020/1/7	项目经理	完成
4	回顾政策和程序	2020/1/13	2020/3/13	政策和程序委员会	正在进行
5	批准修改后的政策和程序	2020/2/13	2020/3/13	指导委员会	正在进行

＃	任务	开始日期	结束日期	负责人	状态
6	创建培训	2020/2/13	2020/3/20	培训师	未开始
7	提供培训	2020/3/23	2020/4/10	培训师	未开始
8	发布新的政策和程序（上线）	2020/4/10	2020/4/10	政策和程序委员会主席	未开始

在理想世界里，每一项任务都会如期完成。实际上，有些任务不会按照计划启动，或者花费的时间会比最初计划的更长。如果出现这些问题中的任何一个，工作计划应该被更新。如果开始或结束日期不是原始日期，项目经理应该更新它们。在一个简单或非常短的项目中，这可以通过更改原始日期来实现。但是，为实际开始日期或实际结束日期添加额外的列会更好，也更有用。通过这种方式，所有人都清楚地知道项目发生了什么以及主要问题在哪里。表6-2给出了一个工作计划的示例，包括计划和实际的开始及结束日期。

表6-2　实际开始和结束日期的工作计划示例

＃	任务	计划开始日期	计划结束日期	实际开始日期	实际结束日期	负责人	状态
1	确定需要评审哪些政策和程序（范围）	2020/1/1	2020/1/1	2020/1/1	2020/1/1	临床小组	完成
2	确定评审每个政策和程序的人员	2020/1/2	2020/1/6	2020/1/2	2020/1/8	政策和程序委员会主席	完成

（续表）

#	任务	计划开始日期	计划结束日期	实际开始日期	实际结束日期	负责人	状态
3	与评审人员沟通截止日期	2020/1/7	2020/1/7	2020/1/9	2020/1/9	项目经理	完成
4	回顾政策和程序	2020/1/13	2020/3/13	2020/1/13		政策和程序委员会	正在进行
5	批准修改后的政策和程序	2020/2/13	2020/3/13	2020/2/13		指导委员会	正在进行
6	创建培训	2020/2/13	2020/3/20			培训师	未开始
7	提供培训	2020/3/23	2020/4/10			培训师	未开始
8	发布新的政策和程序（上线）	2020/4/10	2020/4/10			政策和程序委员会主席	未开始

项目经理将继续更新工作计划，直到所有任务和项目都完成。第 10 章（执行、监督和控制——专家）将讨论更复杂的项目工作计划和项目管理软件的使用。

6.4　预算管理

在项目经理管理工作计划的同时，他们也应该跟踪在项目上花费的资金。在较小的、不那么复杂的项目中，项目经理可能不负责大部分预算，但仍然需要根据计划进行跟踪。在工作计划中跟踪资源的时间可以作为跟踪预算的一部分。例如，如果根据工作计划，政策和程序委员会应该在每个政策上花费 8 小时，有 10 个委员会成员和 9 个政策，那么整个政策和程序委员会应该在这个项目上花费至少720小时。如果他们按时完成了任务，项目经理通常会假设他们在项目上花了分配的时间。在更大、更复杂的项目中，更可能需要资源来报告实际花费的时间。

除了跟踪花费的资源时间外，项目经理还需要跟踪花费在硬件和软件上的资金。随着硬件的交付，项目经理应该根据计划编制文档。完成项目活动所需的软件或其他工具的成本也应根据计划的预算进行跟踪。只要项目在预算范围内，状态报告就可以包含一行，为利益相关者说明这一点。如果项目不在预算范围内，则应将其作为一个问题进行相应的管理。

6.5 范围管理

项目经理在执行阶段中最困难的角色之一是管理范围。范围，如第5章（计划——新手）所定义的，是为了实现结果而需要做的工作。每个团队成员都应该清楚地了解在商定的范围内什么是，什么不是。项目经理应该与团队讨论范围，以便在开始会议前明确。通过这种方式，范围成为项目的一个鲜活的、会呼吸的部分，团队就完成什么达成一致。在小型、不那么复杂的项目中，管理范围可能很简单，但仍然需要完成。看似很小的范围变更请求可能会迅速升级。例如，如果项目计划规定9个政策和程序需要3个月才能完成，那么增加一个就可能使整个项目脱轨。这可能会推迟新单位的开业，要求专家停止其他工作，以审查额外的政策和程序，或允许在没有明确政策和程序定义的情况下开工。在每一种情况下，对病人护理和组织的底线都有潜在的负面影响。管理范围减少了延迟、溢出或质量降低的可能性。

为了管理范围，项目经理必须分析每个变更请求，以确定对项目时间、资源和预期结果的潜在影响。这种分析应该包括来自团队和利益相关者的输入。团队成员应该能够估计变更对工作的影响，即对时间轴和资源的影响。如果没有添加请求的变更，利益相关者应该能够估计结果的影响，以及如果将变更添加到项目中的潜在好处。一旦项目经理收集了所有的信息，他们就会给出每个选项的优点和缺点,然后提交给发起人以获得批准。

6.6 变更请求

即使一个简单项目的项目经理也应该仍然像一个更复杂项目中的项目经理一样做许多相同的工作。工作本身可能更少或更简单,但执行和控制工作同样很重要。项目经理总是需要管理范围,向利益相关者报告,并管理问题和风险。在一个不那么复杂的项目中,在范围内进行修改的机会更少。活动由更少的团队成员执行,通常涉及的利益相关者也更少。通常要求的范围内的添加可以推迟到项目完成后或者在下一个阶段中进行。然而,在更复杂的项目中,需要根据对整个项目的影响来分析变更范围的请求。正如第 5 章(计划——新手)中所讨论的,范围中的任何变化都可能影响时间线或资源(包括人员和预算)。项目经理需要确定有多少工作可用来分析范围内的潜在变更。如果变更请求在现有的项目范围和时间线内是明显不可行的,那么项目经理通常可以拒绝变更请求,尽管这种情况很少见。更常见的情况是,项目经理将需要根据项目时间线和资源分析所提出的变更请求,以确定哪些选项是合理的。例如,如果关键利益相关者要求更改范围,项目经理必须确定添加范围对项目的影响,以及不添加范围对整体成功的影响。项目经理可能需要引入其他团队成员或业务所有者来评估请求。这需要时间,而且可能会影响项目的时间安排。项目经理通常将时间构建到项目计划中,以处理范围变更请求,但是通常这些请求没有被计划。

一旦变更请求影响的分析完成,项目经理需要将其呈现给发起者,以决定是否包含所请求的变更。当向发起人展示时,项目经理的分析应该包括与利益相关者产生共鸣的优点和缺点。优点和缺点应该包括对时间线、资源和项目预期结果的影响。一旦发起人做出了关于变更请求的决定,变更请求应该与决策一起被记录在变更控制日志中,项目经理应该与利益相关者共享决策。如果将范围添加到项目中,项目经理将需要相应地修改范围文档和工作计划。关于更改范围的请求最重要的一点是,根据项目对它们进行分析,并将它们与最终决定一起记录在日志中。如果被请求者对变更感受强烈,变更请求就会再次出现。只有在发现新信息时,才应该重新分析该请求。有时候,为了成功地完成项目并满足预期的结果,需要执行变更请求。与范围中的任何变更一样,工作计划、问题和风险日志应该根据需要进行评估和更新。

6.7　风险管理

在一个项目中,问题和风险通常是一起管理的,但是它们是非常不同的。项目经理经常把问题和风险混杂在一起,但实际上他们应该分开管理。问题被定义为"对项目目标有许多影响的当前状况或情况"(PMI,2017,709)。换句话说,问题是将要发生或应该发生但没有发生的事情,如果没有解决,将影响项目的时间线、范围或结果。另一方面,风险被定义为"一个不确定的事件或条件,如果它发生,会对一个或多个项目目标产生积极或消极的影响"(PMI,2017,720)。风险是一种可能性——它可能发生也可能不发生,也有可能影响项目的时间、范围或资源。一些风险是在项目计划阶段识别的,一些可能在启动会议期间被确认,还有一些可能在项目执行期间被识别出来。风险需要进行管理,防止它们成为问题。一旦确定了风险,就应制订减轻风险的计划。风险应该包括在日志中。风险日志至少需要包括:

- 指定的风险编号。
- 风险描述。
- 已识别的日期。
- 发生风险的可能性(例如高、中、低)。
- 风险发生时的预期项目影响(例如高、中、低)。
- 缓解计划。

缓解计划包括防止风险发生的方法。例如,使用政策和程序活动,降低风险的一种方法是将政策和程序分解成三份,按顺序完成(如果只有一个团队)。这样,委员会就有临时期限,而不只是一个期限,并应在分配的时间内取得进展。随着项目的进展,已经识别但避免的风险应该被关闭。日志应该更新包括关闭日期。而成为问题的风险也应该被关闭,并包括风险成为问题的日期,以及后续的问题编号。与风险相关的任何其他操作现在都将在问题日志中进行管理。

6.8　问题管理

与风险不同,问题产生的影响现在正在发生,所以需要管理。我们案例研究中的一些问题包括:

- 变更办公大楼的开业日期。
- 由于其他项目、雇主或疾病而失去资源。
- 硬件交付延迟。
- 识别到另外 5 个受移动影响的入院/出院/转院政策和程序。
- 增加的普查要求临床工作人员(团队成员或利益相关者)应更多地关注患者护理问题,而不是用于项目工作。
- 开发特定培训材料所需的其他软件。

这些问题中的每一个都需要针对其对项目的影响进行处理。问题可能会使项目偏离轨道,项目经理需要监控和管理所产生的任何问题。如同风险管理,一旦问题被识别,项目经理需要将其添加到问题日志中。日志可以是简单的文字处理或电子表格,也可以通过组织的问题跟踪应用程序进行管理。至少,问题日志需要包括:

- 指定的议题编号(可称为票务编号)。
- 问题描述。
- 已识别的日期。
- 解决问题的潜在行动。

· 负责的团队成员或利益相关者。

随着问题的解决，附加信息应该添加到日志中，包括：

· 问题优先级。

· 问题影响。

· 问题不解决的后果。

· 问题的状态（新、正在进行中、已完成）。

· 文档更新。

· 所需解决日期。

· 问题解决措施。

· 变更请求编号（如有需要）。

在较短或较不复杂的项目中，或者当问题很少时，项目经理可以解决大多数问题。在团队成员的一天工作中增加一到两个小时可能是解决问题的简单方法。有时，项目经理可以自己解决问题。其他时候，可以通过将工作转移到未来的项目或阶段来解决这个问题。然而，在较长或较复杂的项目中，需要密切监测问题，并在可行时尽快解决问题。例如，如果大楼的开放日期被提前，项目时间表就会受到负面影响，需要完全重新完成。项目经理需要考虑添加更多的资源（更多的人或更长的工作时间）或减少范围以在新的时间轴上完成项目的选项。

项目不可能总是为了完成一项任务或者解决一个问题而吸收更多的人。增加的资源需要跟上项目的进度，这可能会对本项目或其他项目内的其他工作产生不利影响。项目经理经常用"你不可能在一个月内生9个孩子"来解释这一点。某些任务需要一定的时间，并且不能通过增加更多的人来更快地完成。例如，如果订购硬件需要3个月的时间，而办公楼的开放时间提前了，那么硬件很可能无法按时交付。虽然向任务中添加更多人员不会有帮助，但在这种情况下，可以添加额外费用以更快地获得硬件。项目经理可以将此添加到潜在行动计划中，但是它将对预算产生不利影响。管理问题的另一种方法是缩小范围——要么完全删除任务，要么减少要完成的工作。然而,不太可能在不影响范围或项目质量的情况下从项目中完全删除任务,除非它们可能一开始就不包括在项目中。但是,任务范围可以被潜在地缩小。以办公大楼尽早开放为例,如果硬件不能加快,那么项目经理可以与团队和利益相关者一起决定是否可以使用现有的硬件,或者在开放日期之后安装新硬件。

以培训材料为例,一些培训可以是论文或讲座,而不是计划中的电子或计算机培训。增加更多的教室,更多的教师,或者增加每个班级的学生数量也可以帮助培训在更短的时间内完成。虽然更改开放日期有明显的影响,但推迟开放也可能对项目产生不利影响。如果大楼的开放被推迟,项目经理将需要监控完成工作的时间,或者团队成员被拉去做其他工作,不能再为项目工作。虽然它可能被视为一个好的问题,但是需要像其他任何问题一样对这种延迟进行管理,并且应该与利益相关者共享计划以解决问题。

项目经理继续管理工作并控制问题、风险和变更,直到所有的任务都完成了,范围满足了,项目开始运行。一旦发生这种情况,项目就进入了结束阶段。

第 7 章

收尾——新手

本章将涵盖与新手项目经理、未形成正式或成熟项目进程的组织机构相关的收尾进程组。对于那些刚接触项目管理的人来说，可能会有这样的假设：当交付了最终产品或服务时，项目就结束了。实际上，"结束"才从这时开始，一直到项目的可交付成果被发起人接受，文档完成和归档完毕，并释放资源，才算作结束。

本章定义的收尾活动可以在项目结束时完成，对于较大的项目，可以在每个项目阶段结束时完成。在这个进程组中，所有的项目文档都应定稿并存档。在此期间创建的主要文档之一是完成文档。在规划期间，项目范围或章程确定了项目所包含的内容和完成的方法。完成文档说明了所包含的内容以及完成的方法，为各方面的差异分析提供了清晰的文档，说明在项目期间做了什么，交付了什么。差异分析能让项目发起人接受文档化的、完整的项目。

7.1 最终的项目文档

在项目结束期间完成的文档如下所示。这些应该在项目结束时归档，

以便将来的项目可以使用。在项目启动和计划期间，来自以前项目的历史
文档提供了关于如何完成类似项目、如何解决类似问题、如何管理类似风险
等有价值的信息。

- 问题——保证所有问题已解决，文档完整。如果还有需要解决的问题，确保将其分给指定的人继续解决。问题一旦解决就应更新文档。
- 风险——随着项目收尾，所有风险都应结束，任何必要的文件都应完成。
- 工作计划、工作分解结构、时间表——所有的任务应被更新，以反映工作完成的日期、持续时间和资源。
- 沟通计划——根据项目期间实际完成的内容更新计划。记得进行任何与项目结束有关的已计划的沟通。
- 任何其他计划或项目支持文件——应当更新以反映实际完成了什么和如何完成。
- 支持文档——提供给支持团队或信息技术服务台的文档，与项目可交付成果的持续支持相关。这些内容应当是最新的，包括项目产生的内容以及支持的方法。文件可以包括已出现的问题和解决方案，以及培训中常见的问题和恰当的回复。

7.2　完成文档

如上所述，完成文档是一个在结束期间产生的新文档，说明了完成的内容、完成的方法以及关于项目的关键信息。该文档一旦完成，经发起人签字，表明他们接受并批准结束项目。完成文档的内容至少包括以下信息：

- 范围声明——列出原始的、已批准的范围声明，以及任何已批准的范围变更。检查每一项是否满足要求；如果不是，应指出理由。
- 成功的衡量标准——列出原始的成功衡量标准，以及它们是否被满足。项目经理可以加入实际的措施或如何满足每一项的细节。

- 条件和约束——注意这些条件是否准确，以及其如何影响项目。
- 里程碑——列出原始工作计划中的里程碑，包括计划日期和实际日期，可以添加注释来说明其中日期的变动。
- 可交付成果——通过对每个成果的简要描述来确定最终的可交付成果。
- 批准——签名和日期，可以是手写或电子签名。

在计划和结束期间，以上信息的改变有很多原因，与计划相比，这将影响到实际的项目如何完成。记录更改的内容及其影响能够提供有助于改进下一个项目计划的关键信息。

例如，完成文档中记录的案例研究范围陈述如下：

- 雇用 5 名有经验的护士——未达成，迄今为止只雇用了 4 名护士；最后一个职位已经发布在外网，面试将在本月晚些时候进行。
- 确定办公室 20 台新电脑的位置——已达成，截至项目结束，安装了 18 个，最后 2 个将在未来 2 周内安装。
- 评审所有与入院有关的政策——已达成。
- 为病人的入院、出院和转院开发测试脚本——已达成。

7.3　经验教训

在项目结束期间需要完成的另一个活动是开展一次学习总结会议，项目中发生的一切都是下一次学习和改进的契机。传统上，这项活动发生在结束期间，但更多的项目经理开始在整个项目中总结教训，确保没有被遗忘的地方，以及学习可以随时开始。由于项目经理是项目团队的一员，最好让其他人也许是另一个项目经理，来协助这次会议。这可以让项目经理和团队的其他成员一起参与。

学习总结会议应包括所有项目团队成员。其目的是为后续项目而学习，这些教训会成为后续项目在启动和规划期间审查的历史文件。由于这些都是教训，它们应该被如下这样记录下来。一条评论说，"我不知道我的任务是什么时候安排的，所以我总是延迟。"应该写成未来要如何做的形式，来说明教训。这可以改为："项目经理应告知团队进度安排，并在每次状态会议上提醒即将完成的任务。"这确保了所有团队成员都可以按计划完成任务。改过的陈述反映了提到的问题，但旨在说明应该怎么做和原因。注意"为什么"和说明教训一样重要，因为它基于项目背景，特别是在阅读这篇文章的人对实际项目一无所知的情况下。

一旦完成文档获得批准，所有其他文档都已完成并归档，并记录了经验教训，就可以释放项目资源了。他们现在可以从事其他项目或完成其他任务。这是收尾进程组中的最后一个活动或任务，但并非结束项目。

本章回顾了结束一个项目所发生的一些业务活动。确保归档于历史或参考材料中的完整文档能提供关键信息，以帮助持续改进项目管理过程和改进后续项目的计划。在项目团队解散之前，请记住要庆祝这个项目的成功。

第 8 章

启动——专家

本章将涵盖与有经验的项目经理、形成正式或成熟的项目进程的组织机构相关的启动进程组。与第 4 章(启动——新手)相反,在这些组织机构中,本章讨论的许多业务活动都定义了相应的流程和步骤。启动进程始于对新项目的申请,终于项目批准和决定项目何时开始。

8.1 项目请求

第 4 章(启动——新手)定义了一些用于提交一个新请求的正式和非正式的方法。有了正式的流程和步骤,正式的提交流程应成为标准,而不鼓励非正式的方式。已定义的程序概述了请求中应提供的信息,这通常会使用模板,并且任何获批后提交新请求的人都可以使用模板。申请者很少知道他们需求以外的许多细节。请求表单可以简化为从申请者那里收集关键信息,如下所示:

- 定义被请求的项目
  ——要求的界限或范围是什么?
  ——这与目前的应用程序相关吗? 如果有,是哪一个?

——项目预计的开始时间是什么？

——所需最终产品的时间有截止日期吗？

- 定义业务需求

——开展这个项目的理由是什么？

——这与强制的规范要求相关吗？

——有确定与组织或部门目标相一致的战略吗？

- 确定项目的资金来源

——估计的项目成本是多少？

——估计每年的维护费用是多少？

——这些费用是否包括在当前预算中，如果有，是哪一个？

——资金何时可用？

该进程定义了提交请求的过程，可以通过电子邮件提交给个人或通讯组，也可以直接提交到有新请求提示的应用程序中。一旦收到请求，应进行分析和收集更多的细节。负责的人员可能是信息技术项目管理办公室的成员，但可能不是分配到项目的项目经理（如果授权的话）。

信息技术部门可以提交与操作和维护相关的新项目请求。这些可能包括供应商提供的修复识别问题、应用程序版本升级、数据中心硬件更新、数据库版本升级或操作系统版本升级的应用程序更新。对于这些请求，提交者可以提供上述信息，也可以作为行业专家从请求分析中收集信息。

8.2 请求分析

一旦为分析制定了请求，目标就是收集足够的信息来确定哪些方案可以满足需求。这一步的最终可交付成果可能是一个变更请求（CR），如果请求是小于一个项目的确定阈值，或未知解决方案并且并未提供方案的商业案例，以及已知解决方案并且提供了满足需要的必要工作细节的项目章程，这些会在第 4 章（启动——新手）以及商业案例中包含的典型信息中进行进一步的定义。

考虑到可交付成果，分析包括从以下资源中收集到的信息。完成分析的人员应知道通过哪些问题来为最终文档收集必要的细节。

- 往期项目——在过去的项目中，是否有任何历史信息可以用于这一请求？这些信息可以包括利益相关者、条件、约束、风险以及如何缓解的方法、任务和业务活动、所需的资源、估计的持续时间，以及任何问题和相应的解决方法。其他项目经理也可以是提供此信息的良好资源。

- 供应商——如果有已知的供应商，他们能提供什么信息用于完成请求？这可能包括需要做的工作，也可能包括需购买硬件或第三方软件的任何要求。

- 行业专家——这些资源可能来自组织中的任何地方，这取决于具体的请求。行业专家可以提供专业知识来确定需要什么以满足需求，或者提供可选择的方案。

8.3　项目章程

如上所述，第4章（启动——新手）提供了一个商业案例中信息的更多细节。如果项目章程适用于这个请求，则会有更多与项目需求相关的具体细节来完成所需的请求。项目章程通常包括以下信息：

- 请求/项目名称。
- 版本号和日期。
- 项目请求信息
  ——提交日期。
  ——提交人和联系信息。
  ——商业雇主。
  ——期望的开始日期。

- 高级范围和需求。
- 商业影响
  ——受影响的业务功能/流程。
  ——正在操作的计划。
  ——理由及其如何适应组织目标。
- 资源需求、人员的参与程度以及角色/职责。
- 已知里程碑的高级时间线。
- 初始条件和约束。
- 初始风险。
- 确定的利益相关者。
- 安全和隐私方面的考虑。
- 成功因素或者说如何衡量成功。
- 高级成本细节的期望预算。
- 批准。
- 作为参考的目录或其他支持内容的文档。

8.4　管理

一旦分析和记录都完成,至少要对项目请求进行一次评审,以确定下一步操作。正式的流程涉及管理委员会,该委员会评审来自整个组织机构的请求,并根据他们的需要(而不是申请者的优先级)决定应该继续进行哪些项目。管理委员会的章程将确定评审哪些请求并予以其继续进行的权限,以及确定不需要他们参与的请求。这些通常包括任何新应用程序,或者超过确定工作量、持续时间和成本临界值的请求,通常不包括基于安全隐私、监管机构、一般操作和维护或低于上述临界值的请求。

在一些组织机构中,项目请求、商业案例或项目章程会在预定会议之前提供给管理委员会成员,允许他们审查文档,向请求者或分析师提问。在某些情况下，成员需要根据认定标准对请求进行评分或评级。这些标准可能与请求如何达成组织机构的目标目的、如何产生效益、如何保证操作效率、如何提高病人护理质量、如何提升病人满意度有关。如果某些标准比其他标准更重要，那么总分将基于简单的加法或加权得出。

管理委员会会议上，组织机构应该提供当前项目负载和可用资源的状态，这可以通过所有正在进行的、最近完成的和待定的项目列表以及相关的资源需求来完成。这也产生了所有项目的沟通，不论该项目是否经过评审，以及能展示新项目可用的资源容量和需求。一旦委员会了解项目和资源的当前状态，他们将评审每一个新请求。请求者提供关于该请求的简要概述时，请求文档可作为参考。委员会成员可以就请求或分析文档提出任何问题。当评审所有请求时，委员会讨论这些请求，并有可能根据任何新信息调整他们的评分或评级，在讨论的最后，做出授权决策。

管理委员会的章程应说明他们实际是否有权批准请求，或者他们的决定是否只是作为建议。通常情况下，由最高管理层做出最终决定，因此委员会的权力可能取决于成员资格。正如第 4 章（启动——新手）中所定义的，最终决定可以被批准进行进一步的可选方案分析，可以批准现在开始，也可以在以后开始，也可以否决。后来批准的开始请求通常不是最高优先级的，或者说可能需要在开始之前等待可用资源。

整个过程中与申请者的沟通很重要，这应该包括何时做出最终决定和预计的开始时间。所有文档都应该存储在一个位置，便于当项目开始时其他人处理此请求。即使项目的启动有所延迟，启动进程组都以最终的授权决策结束。

图 8-1 展示了一个简化的申请和管理流程。

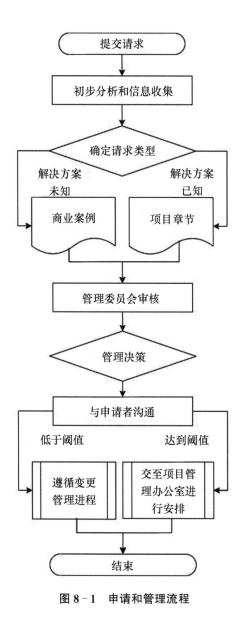

图 8‐1　申请和管理流程

　　启动进程组从递交请求开始,得到授权决策结束。由于项目经理或团队并不经常参与该业务活动,因此有可能会跳过。第 9 章(计划——专家)描述了计划进程组。当项目准备就绪并分配了项目经理时,计划进程就开始了。计划阶段利用这里收集的信息，进一步定义项目边界和完成最终可交付成果所需的工作。第9章(计划——专家)针对更专业的项目经理讨论项目计划。

第 9 章

计划——专家

正如我们在第 5 章中讨论的,详细的计划增加了项目成功的可能性。制定范围、资源、沟通、变更管理和质量管理计划将有助于项目经理执行和控制项目。计划文件驱动工作,项目经理将如何控制工作,并减少工作项目范围变更的可能性。第 5 章描述了基本范围、资源、工作计划和沟通计划。更长的、更复杂的项目需要更详细的计划和一些额外的工具。

9.1　开发工作计划

正如第 5 章所讨论的,创建工作计划既是一门艺术也是一门科学。确定完成批准范围所需的所有任务,以及每项任务的持续时间和负责人,需要时间和精力。因为基本结构通常是相通的,有经验的项目经理经常使用来自以前项目的工作计划来帮助创建新的工作计划。所有项目都包括某种形式的分析(计划)、构建、测试、培训、上线和结束阶段。从每个阶段开始可以帮助项目经理将任务组织成可以通过计划进程开发的构建模块。以培训为例,任务至少需要包括:

- 培训内容包括什么(例如,新政策)。

- 培训将如何进行（例如，计算机培训）。
- 由谁来进行培训（例如，现有的培训师）。
- 需要培训的人员（例如，分配到新大楼各单位的所有临床工作人员）。
- 培训将在哪里进行（例如：通过设备上的计算机和可以在家进行）。
- 何时进行培训（例如，上线前 2 周）。
- 开展实际的培训活动。

　　大多数项目经理都会按照任务发生的顺序将任务添加到工作计划中。与利益相关者和团队成员一起确定一个活动在以前花费了多长时间，这将有助于确定当前项目任务的持续时间。开发工作计划是一个迭代活动。通常情况下，持续时间会随着工作计划的创建而修改，因为通常会有一个预先定义的上线日期。例如，如果为了满足预先定义的上线，需要减少任务持续时间，那么项目经理可能需要调整范围（例如，减少基于计算机的培训活动的数量或持续时间）或添加额外的资源，以成功地完成任务。虽然没有硬性规定，但如果可能的话，项目经理应该尽量将任务的持续时间控制在 2 周以内，任务可以短于 2 周，如果是更大的任务，分解可以使完成工作和跟踪工作变得更容易。把更大的任务分解成 2 周的时间块可以帮助保持资源集中于按时完成任务。通常情况下，团队成员会按时开始任务，但可能不会试图尽快完成任务，尤其是当他们有很长的时间来完成任务时。通过将每个单独的任务保持在两周的持续时间内，工作将会有进展，更有可能如期完成。

　　当任务被添加到工作计划中时，项目经理将为每个任务分配资源。如果项目经理使用项目管理应用程序，则有两种方法在计划中分配资源。项目经理可以向每个任务添加资源，并允许项目管理应用程序用任务的持续时间填充资源时间。例如，如果一个任务的时间是 2 周，那么资源将被分配80 个小时的工作时间，只是默认情况下是这样的。而项目经理可以修改资源花费在任务上的时间量。例如，任务可能分布在 2 周，但是资源可能每周只花费 8 小时在特定的任务上。项目经理可以调整每个任务的工作时间，以便该任务继续是一个 2 周的任务，但是资源在该任务上只有 16 个小时。每项任务都应该以这种方式进行管理,以便最好地估计项目将花费的总时间资源。通常,当任务被分配给一个项目时,项目经理并不跟踪在项目上花费的实际时间资源。然而,这阻碍了在未来项目上的准确估计。相反,应该将预期花费在任务上的实际时间资源添加到工作计划中。一旦添加了所有资源和任务,项目经理就可以对资源进行分级。这让项目经理能够查看哪些任务可能由于资源限制而不能按时完成。

在添加任务时,还可以将它们标识为里程碑。里程碑任务是一个主要的项目目标或交付物。这通常是一个需要转移到项目的下一个部分或阶段的任务。在我们的案例研究中,里程碑举例可以是:

- 培训材料完成。
- 订购计算机设备。
- 接收计算机设备。
- 测试完成。
- 电子病历中所有房间和床位的更新已完成。

帮助项目经理确定哪些任务是里程碑的问题,包括确定任务是否为:

- 是一个可交付成果。
- 将直接影响上线日期。
- 将阻止项目进入下一阶段。
- 在进入下一阶段或任务之前需要发起人的签名。

里程碑也可以是项目向前发展所需要的项目之外的活动。对于我们的案例研究,这可能是主要的建设活动,例如完成计算机所需的网络或完成单元的内部工作。在这些任务完成之前,这个项目不能在新大楼上进行安装。里程碑任务可以作为没有持续时间的任务添加到工作计划中,并在项目管理软件中标记为这样的任务。在执行项目工作计划时,里程碑是非常有用的,因为它们可以迅速确定必须按时完成的主要活动,以保持项目按计划进行。

项目经理可以添加到工作计划中的另一个里程碑是"去或不去"决策

点。在整个项目中，有一些时候，进入下一个阶段完全依赖于前一个阶段工作的完成。例如，在修改电子病历软件或准备好硬件之前就进入测试阶段可能会导致不必要的测试错误。添加"去或不去"里程碑并不会增加总体工作量，但可以帮助显示准备好进入下一个步骤了。项目经理可以与利益相关者和发起人一起定义"去或不去"标准，以及谁将批准"去"。我们的案例研究的"去或不去"(go/no-go)标准示例见表9-1。

表9-1 "去或不去"标准示例

"去或不去"标准	
沟通计划	包括上线前和上线后的沟通（观众、信息、车辆等）
政策和程序	所有受影响的政策和程序都已被修改和发布
培训完成	目标是全部完成
构建完成	目标是全部完成
测试完成	目标是没有严重的软件问题
测试硬件	硬件测试包括对部署硬件单元的无线连接的测试，将硬件"嵌入"到护理点位置的测试，访问生产软件的测试，以及访问需要打印的打印机的测试
部署硬件	目标是全部由上线部署
支持计划完成	包括"上线"期间的支持人员计划、行政人员计划和超级用户计划
问题管理计划完成	包括如何收集、解决和报告问题

除了向工作计划添加里程碑之外，经验丰富的项目经理通常也会向任务添加依赖项。向任务添加依赖项有助于确定完成项目所需的时间。例如，如果在实施政策和过程评审之前，必须确定由谁来评审每个政策和过程，那么评审政策和过程的任务取决于决定由谁来评审政策和过程的任务。可以将两种类型的依赖项添加到工作计划中：前身依赖项和后继依赖项。前身活动是必须在其他任务之前完成或至少开始的活动。前身任务控制一

个或多个其他任务的开始或结束日期。另一方面,继任者则要完成其他任务。后继任务可以跟随另一个任务的开始或结束,或者在确定的持续时间之后开始。依赖关系可以建立为 start-start(两个任务需要同时启动)、start-finish(后继任务在前身任务完成之前不能启动)或 finish-finish(两个任务需要同时完成)。延迟时间也可以添加到任务依赖项中。例如,开发培训材料是政策和程序修订的后续。项目经理可以为培训师增加一些延迟时间,以便在他们开始开发培训材料之前收集任何需要的额外信息。开发训练材料任务是一个 start-start 的任务,具有滞后性。请参见第 10 章(执行、监督和控制——专家)中的图 10-2,以了解依赖关系在项目管理软件中是如何可见的。

项目经理继续添加任务、持续时间、资源、里程碑和依赖关系,直到所有识别的活动都包含在工作计划中。一旦工作计划完成,项目经理应该获得签收并基线化项目。初始基线正式定义了已批准的项目工作计划,包括已批准的范围、资源和进度。一旦一个项目确定了基线,它就可以用来度量一旦执行阶段开始发生任何变更时,项目绩效如何偏离计划。

9.2 利益相关者管理计划

项目经理需要管理项目中的资源,包括利益相关者。利益相关者管理对于任何项目都是政治。利益相关者通常有不同的目标,这些目标可能导向任何项目的不同期望和需求。利益相关者管理是项目经理用来维护支持项目的战略活动。利益相关者管理计划用于确定适当的方法,以便在整个项目生命周期中有效地吸引利益相关者。它帮助项目经理理解每个利益相关者的需求、利益,以及对项目成功的潜在影响。这有助于项目经理以一种与利益相关者产生共鸣的方式更好地与他们沟通。该计划从确定可能影响或受项目影响的人员和/或部门开始。对于新办公楼项目,这几乎是组织中的所有部门。不过对于与办公楼开放有关的个别项目,并非所有部门都可能受到直接影响。例如，在新办公楼单元中部署新硬件会影响或受到医生、单位员工、临床医生、护士、信息技术资源的影响，如果他们负责清洁设备，可能还会产生家务管理的影响。像放射科这样的部门不太可能成为硬件项目的利益相关者，因为他们不会使用新的硬件，而是使用他们自带的硬件（例如，X光机）或他们部门已经有的硬件。

一旦确定了利益相关者，下一步就是分析利益相关者的期望及其对项目的影响。许多临床用户将新项目视为解决现有问题的一种方式。以硬件项目为例，如果医生、护士和/或临床医生不喜欢现有的硬件或想要更昂贵的选项，就必须了解他们对项目的期望，以便管理他们。一旦确定了利益相关者的期望，利益相关者管理计划的下一步是制定适当的策略和战术，以适合利益相关者的利益和参与项目的方式有效地吸引利益相关者。护理和临床部门的利益相关者会想要更多的关于项目的信息，并且通常比一般的医生更想要在他们需要的时候得到这些信息。两种类型的利益相关者的期望都需要管理，以便让他们参与到项目中来。创建利益相关者管理网格并在整个项目中遵循它将帮助项目经理成功地管理利益相关者。至少，利益相关者管理网格应该包括：

- 利益相关者的部门。
- 对项目的影响。
- 项目影响。
- 当前状态。
- 期望状态。
- 问题、机遇和风险。
- 缓解战略和行动。

一旦收集了这些信息，项目经理就可以创建利益相关者分析矩阵，并在适当的方框中定位每个利益相关者，显示他们的影响和影响的交集。每个利益相关者都应该被放置在最能描述他们对项目的影响和项目对其影响的方框上。这将帮助项目经理确定如何与每个利益相关者沟通。利益相关者分析矩阵的例子见表 9 - 2。

表 9 - 2　利益相关者分析矩阵

影响⬆	被动的（保持满意）	关键人员（管理密切）
	远离的（监督）	重要的（利用他们的影响）
	影响➡	

用于管理利益相关者的另一个工具是 RACI（Responsible，Accountable，Consulted，Informed）图。RACI 代表尽责告知、承担风险、咨询和通告，并描述了项目经理应该计划与每个利益相关者和发起人就项目中的每个活动进行沟通的方式。RACI 图有助于沟通结构，并进一步阐明每个利益相关者在项目中的角色。它还有助于确保所有主要活动都有专人负责和负责。团队成员和利益相关者在项目中可以扮演的四个角色是：

• responsible（尽责告知）——必须完成活动或做出决策的团队成员或利益相关者。在负责的列中可以有多个角色。

• accountable（承担风险）——一旦活动或决策完成，活动的所有者必须签字。每个活动或决策应该只有一个负责任的人。

• consulted（咨询）——在活动或决策被签署之前可能需要提供意见的团队成员或利益相关者。这些角色通常在项目中是活跃的，但不是决策者。咨询列中可能有多个角色，但数量应保持在最小值。

• informed（通告）——需要更新进展或决策的团队成员或利益相关者，但不直接参与活动或决策。知情列中可能有多个角色，但与咨询列一样，数量应该保持在最小值。

项目经理通过在图的左列中列出所有主要活动和已知决策，并在顶部列中列出利益相关者来创建 RACI 图。为团队成员列一列通常就足够了，但如果需要，可以单独列出每个团队成员。然后项目经理为每个活动确定负责、咨询和通知的利益相关者。重要的是要确保每个任务在负责任列中至少有一个利益相关者，而在负责任列中不超过一个利益相关者。RACI 图表示例见表 9-3。

表 9-3　RACI 图表示例

	发起人	项目经理	政策和程序委员会主席	培训领班
确定哪些政策和程序需要评审	A/R	C		I
确定每个政策和程序由谁评审	C	I	A/R	
与评审人员沟通截止日期	C	A/R	C	I
评审政策和程序		C	A/R	I
批准修改后的政策和程序	A	C	R	I
创建培训(有需要)	I	I	C	A/R
递交培训(有需要)	A	I	I	R
发布新的政策和程序(上线)	I	I	A/R	I

虽然在大型项目中这可能是一个耗时的活动，但为每个活动确定负责、咨询和知情的利益相关者将有助于项目更顺利地运行。

9.3　风险管理计划

风险管理是识别、评估、响应、监测和报告风险的过程。在更大或更复杂的项目中，项目经理需要创建一个风险管理计划。它定义了如何识别风险，分析潜在影响，设法减轻风险，并在整个项目中进行记录。一旦创建，该计划应该继续为项目的其余部分进行评审和更新。一旦识别出风险，项目经理可以创建一个定性的风险分析网格，其中包含风险的可能性和风险的影响(如果它成为现实的话)。网格包括高、中、低概率和影响。根据风险发生的概率以及风险发生时对项目的影响，将风险放在每个框中。网格右上方的风险具有最高的可能性和影响，被视为主要风险，需要密切监测。见

表 9－4 中的一个定性风险分析网格的例子。

表 9－4 定性风险分析示例

影响	高(有极大影响项目成本、项目进度或绩效的潜力)	♯3		♯4
	中(对项目成本、项目进度或绩效有轻微影响的潜力)		♯6	♯2
	低(对成本、进度或性能的影响相对较小)	♯1	♯5	
		低(发生概率低于30％)	中(发生概率在 30％ 至 69％之间)	高(发生概率大于70％)
	可能性			

对于每一项主要风险,可采用下列方法之一加以处理:

- 避免——通过消除原因来消除风险。
- 减轻——找出减少风险发生的可能性或影响的办法。
- 接受——什么也不做。
- 转让——使另一方承担风险。

不同的组织处理风险的方式是不同的,因此项目经理需要与发起人一起工作,为项目中可以接受的每个风险确定正确的策略。一旦确定,应该将方法添加到风险日志中,并在整个项目中进行跟踪。

9.4 问题管理计划

项目经理还需要开发一个问题管理计划,该计划描述了在整个项目中如何管理、划分优先级、升级和控制问题。与风险管理计划类似,问题管理计划是识别、分析、解决、监视和报告问题的过程。问题管理的目标是防止问题对项目产生负面影响。问题管理计划至少应该包括：

- 如何记录问题（标准问题模板）。
- 如何管理问题（记录和报告）。
- 问题将如何优先排序。
- 如何分析问题。
- 谁是决策者。

问题管理计划应该定义一个简化的问题升级和解决流程，以快速有效地解决问题。对问题进行优先排序有助于将工作精力集中在对进度和质量有最大影响的问题上。这将帮助项目经理把发起人和利益相关者集中在可能对该项目产生负面影响的关键问题上。问题优先级描述的示例见表9-5。

表 9-5   问题优先级描述示例

优先级	优先级指导
紧急	• 会影响上线时间的问题 • 任何患者的安全问题
高	• 任何对病人护理有负面影响的问题 • 任何没有"应急措施"的问题（业务或临床过程） • 对财务有很大影响的问题 • 对员工有很大影响的问题
中	• 影响具体测试领域的问题，但活动可以在其他领域继续进行，或者在问题解决之前，可以找到针对该问题的"应急措施" • 影响业务或临床过程的问题，但在问题解决之前，可以找到"应急措施" • 没有合理"应急措施"的系统或业务问题，但不会影响患者治疗 • 对财务影响较低的问题

（续表）

优先级	优先级指导
低	· 影响少量用户的问题 · 本质上是装饰性的请求 · 没有财务影响的问题

设置预先定义的标准和流程来确定初始问题所有权,并确保参与者有明确的项目角色和问责领域,有助于实现清晰、快速的问题升级和解决。问题管理计划中应该清楚地说明问题管理者的角色和职责。关于问题管理计划角色和职责网格的示例,请参见表9-6。

表9-6 问题管理计划角色和职责网格示例

角色	职责
问题产生者	· 使用提供的模板,尽可能清晰和完整地记录问题 · 重新创建问题以验证系统问题,而不是用户错误 · 提交问题给项目经理或提交问题日志
项目经理	· 跟踪问题日志中的问题状态 · 更新问题日志并分配优先级 · 分配问题分析影响 · 向发起人提出建议
分析人员（团队成员）	· 必要时研究和弄清问题 · 确定备选解决方案 · 撰写推荐理由 · 估算解决问题所需的时间和资源 · 确定哪些任务符合项目计划 · 通过分析影响更新问题表格 · 发送更新的问题表格给项目经理 · 必要时更新功能和应用规范

（续表）

角色	职责
发起人	· 批准决议，或否定决议，或搁置决议 · 确保任何所需的额外资源可用

一旦确定了问题，就应该有一个解决日期和备选计划，以防问题不能在该日期解决。这个预期应该在问题管理计划中清楚地阐明。问题管理计划还应该说明如何将计划的决议和目标日期传达给所有团队成员和利益相关者。所有的团队成员和利益相关者都可以在需要时查看问题日志。状态报告应该包括关于高影响问题的信息，以限制整个项目中的意外。任何项目都会发生问题，所以有一个清晰、有组织的计划将有助于项目经理在整个项目中管理这些问题。此外，让利益相关者了解问题以及如何处理这些问题可以帮助最小化他们的关注。

9.5　变更管理计划

项目将包括对范围、预算和/或时间线的变更请求。作为计划阶段的一部分，项目经理将创建一个变更管理计划来定义如何在整个项目中管理变更请求。变更管理计划的目的是控制项目中的变更，并描述控制变更所需的角色和过程。变更被定义为任何超出最初的范围、预算、时间线或资源的东西，一旦获得范围批准，项目就被确定为基线。变更管理计划应包括以下四个部分：

（1）变更管理过程中的角色。

（2）最终决策者。

（3）请求更改的流程。

（4）标准的变更请求表和日志。

变更请求过程中的角色至少应该包括项目经理、发起人、利益相关者、团队成员（他们将完成变更分析），以及最终的决策者。通常是项目经理或团队成员进行正式的请求，不过任何参与项目的人都可以请求变更。

在一些项目中，发起人是最终的决策者，但是在更大、更复杂的项目中，会有一个变更控制委员会。变更控制委员会应该包括所有来自被项目影响的部门或领域的利益相关者。虽然每个参与项目的部门可能有一个以上的利益相关者，但是只能有一个是变更控制委员会的成员。这样，所有部门或领域都是平等的。项目经理应该是代表整个项目的董事会成员。项目发起人可以是变更控制委员会的主席，他可以从董事会接受建议并批准变更。变更控制委员会应该定期开会，以便能够经常评估变更请求。最终的变更请求决策者通常由组织的文化来定义。一些组织允许利益相关者作为一个群体来做决策。另一些则允许利益相关者提出建议，而发起人是最终的决策者。还有一些允许利益相关者做出一定级别的变更决策，而其他的变更决策需要升级到更高的权限。例如，不会对成本、进度或资源产生负面影响的变更请求，也就是说，可以在项目中吸收的变更，可以由利益相关者批准。然而，需要对预算、主要里程碑（如培训的开始或上线）或资源进行更改的请求，可能需要发起人的批准。

一旦确定了决策者，项目经理就需要开发变更请求流程。提交、分析影响和批准变更的过程也应该是变更管理计划的一部分。所有的变更都应该通过标准的变更请求模板进行记录。一个样例变更日志也应该包括在变更管理计划中。至少，变更请求模板应该包括以下信息：

- 创建日期变更请求。
- 变更请求编号（通常由项目经理分配）。
- 请求变更的描述。
- 提交变更人的姓名。
- 对部门或领域变更的预计好处。
- 未实施变更对部门或领域的预计影响。
- 变更（时间、预算和资源）对项目的影响。

- 建议（做或不做更改）。
- 变更控制委员会和发起人的签名。
- 变更批准日期。
- 状态（如开启、正在进行、评审中、测试中、关闭、未批准）。

变更请求流程应包括以下步骤：

（1）所有的变更请求都应记录在变更请求日志中。

（2）一旦输入，就由项目经理分配变更请求编号。

（3）项目经理指派了一个团队成员来分析这个请求。

（4）该请求在变更控制会议上提出。

（5）变更控制委员会批准请求附加信息或拒绝变更要求。

（6）将变更添加到项目工作计划中。

（7）每步都要更新变更日志。

一旦将所有这些信息添加到变更管理计划中，计划就可以批准了。

9.6　质量管理计划

管理项目的质量对整个项目的结果是至关重要的。项目成功通常被利益相关者衡量为"有用"，而不是完成。如果项目不包括高质量的可交付成果，则该项目往往不被认为是成功的。增加项目中高质量交付可能性的一种方法是在计划阶段创建质量管理计划。质量管理计划的目的是描述如何在该项目的整个过程中定义和管理质量。质量管理计划在软件项目中最常用，但也可以在任何类型的项目中创建。在我们的案例研究中，修改电子病历以适应新楼内的新单元、房间和床，将是一个很好的使用质量管理计划。除了阐明如何定义和度量质量之外，质量管理计划还定义了要遵循的标准，以及定义和度量质量所涉及的团队成员和/或利益相关者的角色和责任。在更大、更复杂的项目中，项目本身遵循质量标准，通常通过项目审计进行评估。项目审计查看项目文档的质量，如问题和变更控制日志、工作计划、状态报告和风险缓解计划。这些审核可以在主要里程碑之前进行，例如计划阶段，以确保项目质量，并能够在整个项目中遵循。

可交付质量也被界定在质量管理计划中。计划从项目假设和约束的定义开始。例如，使用我们的电子病历修改项目，假设将描述所有需要使用新单元、位置和服务线路进行更新的表。接下来，将确定应遵循的标准。例如，最终的测试应该是零错误的，并且将遵循组织的标准信息技术测试计划。最后，该计划将描述项目经理如何监控质量，以及如何记录质量。例如，测试日志将捕获每个测试事件和每个步骤的成功或失败，以及每个事件的总体成功率（以百分比表示）。在计划阶段定义度量和维护项目质量的计划将有助于项目经理保持项目在正轨上。

9.7 成功因素

决定如何度量项目成功是项目计划阶段的一部分。项目本身将通过诸如问题的数量、进度表的变更、预算和时间线等度量。参考来自使用其他项目的基准将帮助项目经理确定应该从该项目中得到什么。项目经理使用术语"项目收益管理计划"来描述这个计划。然而，根据项目的范围会使用不同的度量标准来衡量组织的成功。例如，因为这个新大楼项目可能有新的政策和程序，组织基准可以包括以下内容：

- 病人作为住院病人入院前在急诊科的平均时间。
- 用药错误。
- 逗留时间。
- 入院时完成药物调节。
- 平均住院日调整费用。

组织基准应该是组织已经收集的东西，这样他们就可以看到新办公楼项目对他们组织的影响。

度量和基准是在计划阶段确定的。项目经理将确定要监控的项目特定的度量标准,并创建一个计划来监控整个项目。组织度量标准通常由利益相关者确定。通常情况下,项目经理协调活动,但是利益相关者开发了哪些度量标准将作为项目的一部分进行评估,例如数据将如何收集,何时收集,以及什么将定义成功等细节。

项目前期数据收集可以在计划完成后立即开始。

9.8　测试计划

在计划阶段完成的另一个计划是测试计划。测试计划概述了项目的测试阶段将如何执行。它定义了要测试的内容、如何测试、由谁进行测试以及何时进行测试。有各种各样的测试类型,并不是所有的测试类型都适合于每个项目。许多人都熟悉各种测试类型,如单元测试、集成测试、安全性测试、回归测试、验证测试、并行测试和用户验收测试。单元测试、集成测试和回归测试可能适用于我们更新电子病历以包括新单元和床的案例研究。与软件无关的项目,例如开发新政策和程序的案例研究仍然需要测试。对于这种类型的项目,测试通常被称为验证或验证测试,因为文档实际上并没有被测试。在本例中,测试过程是为了确保政策和程序是完整的,包括所需的信息,并且格式正确。

测试计划还定义了如何完成测试。它定义了是使用详细的测试脚本或测试场景手动完成测试,还是使用测试工具自动完成测试,或者在验证的情况下,由委员会或利益相关者审查。如果测试是针对软件的,测试计划需要定义将使用哪个环境;通常情况下,应该有一个带有可用测试数据的测试环境。无论项目需要什么类型的测试,测试计划至少应该包括以下信息:

- 项目信息。
- 测试资源。
- 正在测试/验证的内容列表。
- 没有被测试/验证的列表。

- 要完成的测试类型。
- 测试方法（如何完成测试）。
- 所有测试活动的估计时间线。
- 测试交付。
- 通过/失败标准。

除了上述项目之外，项目经理还需要确定谁将在作为计划的一部分的实际测试上签字。如果所有测试任务都通过了，就可以假定结束，但是如果没有通过，测试计划需要定义重复测试的过程（如果需要的话）。有时候，低于100%的通过率是可以接受的，只要有一个计划来纠正测试失败的项目。例如，如果95%的硬件工作正常，新楼中的临床工作人员就很可能找到一个工作设备。另一方面，如果只有95%的房间和床位是正确的，重症病人的护理可能会延迟，并可能产生不良后果。无论哪种方式，标准都应该被定义为计划的一部分。一旦测试计划被批准，测试任务就应该添加到工作计划中。

9.9　激活计划

激活计划定义了在启动过程中会发生什么。计划应该概述上线的每个阶段的活动。上线阶段包括所有准备活动、实际激活和后续活动，直到范围内的所有内容都上线（通常称为上线后）。有一个关键点是项目是在每个阶段内实施，还是依次执行一个单元，因为可能有很多个激活阶段。

计划还应该包括激活所需的角色和职责。这将包括谁有权做出关键决定，比如激活发生的日期和时间，或者是否应该在激活日之前演练活动以识别任何问题。有很多事情需要决定，而且不同的项目需要做出不同的决定。一个关键的角色是激活活动的促进者，这通常由项目经理担任。该计划在激活计划发生时提供指导，激活计划应尽快开始。大多数关于驱动计划的细节发生在执行和控制阶段，但是应该在计划阶段开发计划，以创建激活的指导方针。与测试计划一样，一旦计划被批准，激活活动就应该添加到工作计划中。

9.10　计划阶段签字

一旦所有的计划都制订好了，它们就需要发起人的签字。把每一份计划都准备好就可以让签字过程更成功。使用标准的落款表单也将有助于提高这个过程的效率。签署表格最少应包括：

- ·计划名称。
- ·报批日期。
- ·批准人的姓名和项目角色（即发起人、利益相关者等）。
- ·批准人签字。
- ·数据批准。

当计划准备好结束时，最好将计划保存为 PDF 格式，而不是可编辑的文档，以便维护文档的变更控制。通过这种方式，批准的文档将得到维护，任何更改都将遵循更改请求计划。批准签章应与计划的最终版本一起保存，并与项目文件一起保存。规划文件的批准标志着规划阶段的结束。

第 10 章

执行、监督和控制——专家

正如第6章(执行、监督和控制——新手)中所讨论的,在这个阶段,项目经理的大部分工作是确保工作完成,并且项目能在时间、预算、范围内满足利益相关者的需求。就像在较小、不那么复杂的项目中,项目经理必须管理在计划阶段创建的计划,并与利益相关者沟通项目状态,对于更大、更复杂的项目,项目经理就需要花费更多努力来管理项目和防止范围蔓延。此阶段管理工作计划、问题日志、风险日志和状态报告的同时,有经验的项目经理将使用额外的、更复杂的工具来管理项目。

10.1   管理工作计划

如第6章所述,项目经理根据需求和工作计划监督项目工作,并定期更新工作计划。如果工作计划与原始日期不同,项目经理应更新每个任务的状态和实际的开始和结束日期。在更大、更复杂的项目中,大多数项目经理使用项目管理软件或工具来帮助他们管理工作计划。项目管理软件可以帮助项目经理计划和组织任务、制定评估、管理资源分配,并向利益相关者提供自动生成的报告。此外,很多软件包括通知任务资源、任务更改以及允许任务资源更新的方法。有许多项目经理可用的软件，其中一些是免费的，其他则需要企业版。有些免费版本限制了项目的持续时间或数量，有些限制存储空间，但仍是有用的工具。许多软件都提供了免费试用版，但是对于需要项目管理软件的复杂项目来说，免费试用的时间可能不够。电子表格软件可以用来进行基本的任务管理，但不提供自动生成的报告，也不会自动通知团队成员或利益相关者有关的任务变动。尽管如此，一些组织机构仍只使用电子表格进行项目管理，并且能够成功地管理项目。PC 杂志网（PC Magazine［pcmag.com］）、项目管理网（ProjectManagement.com）和其他网站每年都会列出和评估项目管理软件。这些网站列出了最热门的软件以及其价格和优缺点，有助于挑选出能满足大多数项目经理需求的软件。大多数组织机构都为项目经理提供了一个标准化的软件，所以当你管理项目时，能适用的就是最好的软件。熟悉使用项目管理软件需要一些时间，因为软件提供了关于如何管理资源的默认设置，以及能根据项目进行修改的标准报告。许多教程都是免费的，你可以从 YouTube 或刚登入软件时获得。

　　项目管理软件的最大好处之一是它们为项目提供了许多视图。甘特图显示了整个项目进度和活动之间的依赖关系，它通常提供了最全面的项目信息。项目管理软件能提供比电子表格软件更详细的甘特图（作者未认可任何特定的项目管理软件，只是使用了我们可以访问的软件作为示例。）。图 10-1 和图 10-2 分别是 Microsoft Excel 和 Project 中的工作计划甘特视图示例。

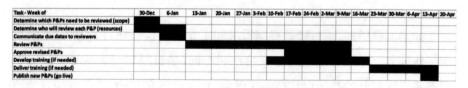

图 10-1　Excel 甘特图示例

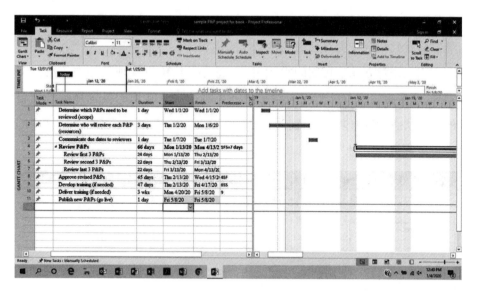

图 10-2　Microsoft Project 甘特图示例

在项目管理应用程序中还可以使用其他自动视图,以帮助项目经理管理工作计划。这些视图包括(但不限于)关键路径、里程碑、过期任务、尚未开始的任务、过度分配的资源和一般项目时间表。通过各种方式查看工作计划,项目经理可以使用这些软件来更好地了解整个项目中工作计划的问题所在。无论使用哪个软件,项目经理在此阶段的活动都保持不变。每个任务都有一个开始和结束日期,分配的资源,并且可能有前续和后继。每个任务都应该在开始和完成时进行更新。团队成员应将分配的每个任务的完成百分比更新给项目经理,这样项目经理可以相应地监督工作计划。例如,在一个为期五天的任务的第二天,为达到目标任务应该完成 40%。未按计划启动或未达到目标的任务应该与负责的资源一起审查,以确定如何使任务回到正轨。如果任务落后于计划或没有按照计划启动,项目经理可能需要修改工作计划。应根据重新设定的基线对计划进行主要更改,以便项目经理能知道项目所处的位置以及任何因延迟可能产生的影响。前续和后继能够在更改任务日期时有所帮助。通过这种方式,如果评审任务延迟,就很容易看到对培训任务的影响。可识别并添加到工作计划中的关系越多，就越容易看到一个变更对其他项目工作的影响。

当工作计划在项目期间得到更新，还可以从项目管理软件中生成许多报告，这些报告将有助于向利益相关者汇报。一个有用的报告是呈现项目的总体状态，其中包括到目前为止已经完成了多少工作。参见图 10 - 3 中的项目概览报告示例。

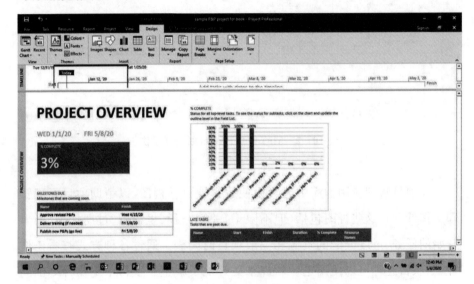

图 10 - 3 项目概览报告示例

其他可用的报告包括关键任务状态、资源分配、滑动任务、里程碑状态和进度，这些显示了已完成工作量与未完成工作量之间的对比。其中一些报告可以在状态会议上用于显示项目进展，使用这些视图和报告有助于项目经理保证项目按目标进行。

10.2　管理范围

正如第 5 章所讨论的，项目经理需要管理三重约束——范围、时间、资源,以确保它们保持在计划的平衡范围内。这一阶段的大部分工作是平衡这些约束。在这基础上,改变这三种约束中的其中一种会要求改变另一种或另两种约束。不平衡可能会影响项目成功。此阶段项目经理的多数工作都集中在管理范围上。工作计划是在计划阶段确定的任务列表。根据时间轴和质量计划完成这些任务应该是本阶段项目的重点。利益相关者和团队成员在完成项目的过程中可能会确定额外的任务或活动。任何要求的变更都需要遵循规定的变更请求流程,以减少范围蔓延。周期更长、更复杂的项目尤其容易出现范围蔓延,部分是因为这些项目的持续时间更长。更改优先级、技术和资源会非常影响项目的成功,并增加范围蔓延。

有许多方法可以管理范围蔓延。第一个,也是最不可能用到的,是在没有分析的情况下拒绝每个请求。在一个周期非常短的项目中,这可能是一个有效的方法,因为在后期项目的活动开始前的这段时间不是很长,但大多数时候并不是这样。管理请求的最好方法是以同样的方式处理每个请求,并遵循计划阶段批准的变更管理流程。即使看起来很小或很简单的请求也需要遵循该流程,以保持对范围的完全控制。例如,一个请求可能看起来很简单,可以在 1 小时内完成。这样一个请求可能不会破坏项目,特别是如果在项目初期完成。然而,通常一个已批准的请求会引起更多请求,团队和/或利益相关者希望以同样的方式获得批准,特别是认为这些请求是简单的变动时。1 小时或 2 小时的请求可能很容易被项目吸收。然而这就像一个滑坡,请求很容易造成雪崩,使项目偏离轨道。如果项目是 100 个小时的工作,1 个小时占分配时间的 1%。然而,额外 5 小时的工作意味着项目面临着未能按时、按预算的风险,并且可能被迫放弃一些其他东西。

即使是一个简单的 1 小时的变更请求,如果发生在项目后期,也会对项目产生负面影响,因为很多工作已经完成了。因此,每个变更都需要与工作的其余部分关联后进行测试,并且不仅仅是测试变更本身,可能需要对培训材料的变更,或者影响项目的其他部分进行测试。项目变更越靠后,所带来的风险就越大。一般来说,风险会随着项目生命周期的推进而降低,因为可能已经避免了一些风险。然而,变更的成本会随着更多工作的完成而增加,并且可能需要重新完成以满足请求的变更。变更成本的图示请参见图 10 - 4。

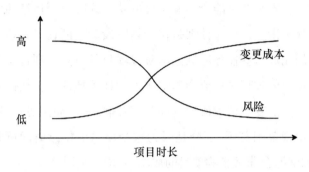

图 10 - 4　变更成本

这就是变更管理过程发挥作用的地方。变更管理计划定义了如何管理变更。无论变更有多小,请求者需要为每个变更发起一个正式变更请求。通过这种方式,所有请求都将使用相同的流程进行评估,这将有助于减少范围蔓延。每个变更请求至少应该包括:

- 变更请求编号。
- 变更请求描述。
- 对请求者(受益人)变更原因说明。
- 日期要求。
- 未进行变更带来的潜在影响。

当项目经理收到请求,应该将其添加到变更日志中并进行评估。评估应该说明:

- 谁负责评估。
- 对项目范围的预期影响。
- 对项目成本的预期影响。
- 对项目进度的预期影响。
- 对项目资源的预期影响。

在评估请求的影响时,有必要了解其价值主张。变更需要为项目带来价值,因此值得付出额外的努力、成本、时间和/或承担额外的风险。测量变更价值的一种方法是使用公式。例如：价值＝质量/成本。虽然通常很难迅速确定实际数额,但估计值可用来帮助确定变更的影响。例如,如果变更请求是增加 20 个额外的电脑推车,那么项目经理需要确定推车的成本、任何加速交付的潜在费用,以及测试和安装推车所需的额外时间和资源。对于该项目,我们假设每台电脑推车的费用为 4 000 美元,所以要求的额外推车费用为 80 000 美元。据请求者称,增加的推车将为每个护士每班节省 5 分钟,因为他们可以在每个床边放置一辆推车,而不必到处移动它们。这个"值"也可以估计出来。在该项目中,我们假设每班有 20 名护士,每小时 45 美元,即每 5 分钟约为 4 美元。因为是三班制,所以节省的时间价值约为 1 200 美元。额外推车的质量必须使用如减少的潜在错误或增加的文档完整性等事项进行评估。虽然质量很难估计,但一些金额可以从当前的错误率和成本、拒绝医疗保险、停留时间等中插入。将此信息添加到变更请求是项目经理在利益相关者帮助下应尽的职责。一旦所有评估都完成了,变更控制委员会就可以做出决定。一旦做出了决定,就应该将其添加到日志中。如果变更未获批准,则应关闭变更请求或移到未来状态。如果变更得到批准,项目经理需要调整资源、预算或时间轴以适应变更。此外为应对变更,时间轴可能需要重新设定基线。

10.3　质量管理

除了通过管理范围避免范围蔓延外,项目经理还需要管理工作质量。大型、复杂的项目通常从文档型需求开始,使用该需求有助于质量管理。一般来说,质量是由利益相关者确定的,他们满意的是项目能满足或超过需求。在整个项目过程中,利益相关者的签字能确保其按目标进行。质量验收应在每阶段或里程碑结束时完成,并保存在项目文件夹中。通常,可以签署一个简单的表单。该表单至少应包括正在处理的项目、任务或该阶段的描述内容，以及留作签名的地方。可以为单独可交付成果签字，当作是该阶段的其余任务是该可交付成果的一部分，或者该阶段的其余任务是该可交付成果的更多相同的内容。例如，可以在现有病房测试并安装一个计算机推车，便于利益相关者审核和签字。然后，剩下的推车可以按照同种要求准备好。最终验收是所有推车安装在新楼，只需要进行连接测试，不需要仔细测试。

10.4 问题和风险管理

在整个执行和控制阶段，项目经理的另一个关键活动是问题管理。虽然在第 6 章中讨论了基本的问题追踪，但有经验的项目经理会使用更复杂的工具来进行问题管理。在问题日志中可以通过多种方式对问题进行分类，包括：

- 问题类型（即人员、流程、技术）。
- 优先级（紧急、高、中、低）。
- 问题年龄（基于开始日期）。
- 问题严重程度（根据影响不同）。

这些类别将帮助项目经理确定问题的优先级，有助于带领团队解决问题。利用这些类别，项目经理可以创建一个仪表板来向利益相关者展示问题的状态。仪表板是一种向利益相关者展示进一步信息的好方法，这样他们就可以知道项目的进展情况，而不需要关心细节。如果用电子表格维护问题和风险日志，则可以使用透视表生成仪表板。在表 10 - 1 和 10 - 2 中可以看到使用 Excel 透视表展示问题的两种方法的示例（关于透视表的更多内容可以在 support offce.com 找到）。

表 10-1　问题汇总透视表

| 状态汇总 | 问题 | | 风险 | | 总计 |
领域	关闭	开启	关闭	开启	
内容开发	1	4	1	1	7
有资质的培训师和计划	1	0	0	2	3
数据和报告	0	3	0	1	4
学习管理系统	0	1	0	1	2
后勤和呼叫中心	0	1	0	1	2
项目管理	1	3	1	0	5
总计	3	12	2	6	23

表 10-2　问题严重性透视表

| 严重状态 | 问题 | | 风险 | | 总计 |
领域	高	中	高	中	
内容开发	2	2	0	1	5
有资质的培训师和计划	0	0	2	0	2
数据和报告	2	1	0	1	4
学习管理系统	1	0	0	1	2
后勤和呼叫中心	0	1	0	1	2
项目管理	3	0	0	0	3
总计	8	4	2	4	18

　　报告风险可以像报告问题那样进行,但通常问题更优先一些,因为风险可能不会出现,并可能会随着项目的进行而减少。除了报告问题之外,仪表板还可以帮助项目经理(和利益相关者)关注老问题。有时,较老的问题在项目初期就被发现了,但当时还没有准备处理。然而,有时老问题是更困难

的问题,如果忽视老问题,可能会使项目脱离目标。

为了确保项目按目标进行,有必要定期收集所有问题和风险的状态。负责的团队成员应至少每周更新每个问题,并且对于周期较短的项目或项目临近上线发布时进行更频繁地更新。项目团队会议应关注对最高级问题和潜在出现风险的更新。问题和风险仪表板应向利益相关者展示。通过仪表板,利益相关者能看到问题和风险的整体进展。然后在状态会议上就可以集中在需要利益相关者参与的问题上。如果一个问题需要来自利益相关者的信息或决策,那么应该这样表示。通常,从需要解决问题的角度提问有助于快速从利益相关者那里得到答案。从问题的角度提问的示例请见表10-3。

其中包括每个方案的风险、好处和潜在影响,有助于利益相关者选出最佳方案。像平常一样,项目经理应记录决策、决策日期、决策者以及问题。一旦做了决策,就可以开始解决问题了。

表10-3　从问题的角度提问

需要利益相关者决策的问题		
问题♯:103		
描述:出院后多长时间应取消有开始日期和时长的指令?		
识别项目组:临床		
受影响的组织:所有		
受影响的项目组:临床护理、外科、实验室、放射科、急诊科、药剂科、利润周期		
要求决策日期:2020年1月1日之前		
是否决策:否		
参与决策人员:护士、医生、病历、实验室、放射科、缴费部门		
决策讨论:已据此向各团队提问并收到来自信息技术部门的当前状态信息		
	方案1	方案2
描述	在出院时撤销指令(仿照当前状态)	在出院1小时后撤销指令(模型推荐)

（续表）

计划执行方案	• 确定决策和更新表单	• 确定决策和更新表单 • 可能修改现有的政策/程序
风险/收益	• 收益——仿照当前状态 • 风险——如果指令在出院时取消或者出院被撤销了,则需要确定"恢复指令"的过程 • 风险——如果指令在出院时取消或者出院被撤销了,在"恢复"时指令可能会被忽略	• 收益——如果指令在出院时取消或者出院在 1 小时内被撤销了,指令将不会停止,有序进行 • 风险——没有仿照当前状态 • 风险——如果患者未出院,实验室、放射科、药剂科在未来 1 小时窗口期内可能有指令,并且可能提取或执行指令
假设	• 假设新系统能像现在系统执行的那样恢复指令	• 假设患者出院后的 1 小时内指令有效

10.5　管理约束

项目评估的方式有两种。总体的项目度量包括时间、预算和范围内。组织度量包括组织机构如何确定项目是否完成了其初衷。在执行和控制阶段,管理和跟踪都很重要。项目度量通常以按时完成的任务、实现的里程碑、已解决问题的数量、完成的变更请求和预算来度量。大多数项目管理软件包括可以生成大量此类信息的报告。使用总体项目仪表板可以向利益相关者清晰地展示信息。获得一个总体项目仪表板的示例请参见表 10 - 4。

表 10-4 总体项目仪表板示例

总体项目状态			
工作领域		当前状态	预计
内容设计和开发		R	Y
数据和报告		G	G
有资质的培训师		Y	Y
培训后勤(呼叫中心)		G	Y
培训环境		Y	Y
转换为上线发布前的培训		Y	Y
预算		Y	G
当前和后续任务			
任务	目标	状态	评论
修改递交内容	12/28	R	内容已打印但有些还在等待最终签字
签署第二组供应商目录	12/28	Y	内容已打印但有些还在等待最终签字
发布和发送每日新提示页上传的报告	正在进行	G	每日已完成
问题和风险状态			
问题/风险	描述	影响	严重程度	缓解措施
问题	课程计划需要评审和最终签字	在交付的最后关头甚至第一次交付后，延误的开发还在请求最终签字	H	更新跟踪器。每周跟踪检查状态和跟踪"准备就绪"情况

（续表）

问题	尚未对专业供应商追踪进行最终决策	对课程的更改请求会持续对内容开发、签字、日程安排和注册产生重大影响	H	已提交CRs,最终确定了供应商追踪列表,需要更新元数据和 LMS
风险	大量积压的工作导致延迟,造成后续影响	1.元数据/课程稳定性和准确性 2.及时计划和注册 3.及时有质量的内容开发和打印	H	递交给领导审查,优先完成所有预计任务,并处理即将带来的影响

　　本章前面讨论的三重约束解决了总体项目度量,其他约束帮助确定项目实际是否满足了组织目标(组织度量)。其他约束包括:

- 质量。
- 风险。
- 资源。
- 可持续型。
- 组织流程。
- 客户满意度。

　　有经验的项目经理除了关注基本的三重约束外,还关注上述约束。

10.5.1　质量约束

　　质量虽然与范围密切相关,但对利益相关者来说意义更多。质量问题提出结果度量有多接近预期。虽然它不是我们案例研究的一部分，但许多项目经理所面临的一种项目示例是关于指令集的。对许多人来说，执行的指令集有很多含义。通常情况下，在项目开始之前并没有讨论细节是因为设置开发和实现过程中已经涉及很多细节。对许多供应商或咨询方来说，项目中包含了一个假定的指令集的数量或类型。对质量和风险部门来说，通常假设指令集将提高护理标准，减少出错。对医生来说，他们通常认为这些指令会节省他们的时间。对信息技术人员来说，通常假定所有指令集都遵循标准的界面外观。这些假设很少包含在最初的项目计划中，并且很多需要项目结构之外的委员会和决策者，这可能完全损害项目质量。

可以用我们的培训示例说明质量约束。为了提升培训质量，培训师通常会按照师生的比例进行培训。如果项目使用了不同的老师和学员比例对培训进行评估，利益相关者可能会认为这给培训质量带来负面影响。如果在计划阶段和/或达成一致变更的执行和控制阶段没有处理这些假设，项目质量将面临风险。与三重约束一样，质量变化需要与另一个约束变化相平衡。例如，为了维持预期的培训师和学员比例，可以聘请更多的培训师（资源和成本）或延长培训阶段的时间（时间表）。然而，延长培训阶段的时间很可能会导致上线发布的延迟，除非能缩短其他工作的时间或在上线发布后进行一些培训。项目经理可以使用前面讨论过的方案将这一事项作为问题呈现给利益相关者。此外，其他质量工具，如因果分析（也称为鱼骨图）可以用来平衡质量与其他约束条件。

10.5.2　风险约束

另一个影响项目整体成功的约束是风险。虽然我们在本章前面讨论了管理风险的影响和可能性，但这个风险约束是关于组织承受风险的能力。一些组织接受风险，富有创新性，而其他组织只进行会成功的改变。这两类组织都可以成功实施项目，比如开放新办公大楼。然而对每个组织来说，管理整体项目风险是不同的。对于接受风险的组织，项目经理在识别风险时可以更加灵活,并期望项目能承担许多风险,不会遭受太大打击。如果硬件还没准备好,他们可能会用现有设备或少于计划的电脑手推车来管理办公楼的开放,并在开放后补充额外的推车。

　　然而,对规避风险的组织来说,则需要更加谨慎地管理。通常,这些组织的项目需要明确、详细的用于预防风险发生的风险缓解计划。有时,这类组织甚至不会启动一个有太多风险的项目。如果没有足够的硬件支持,规避风险的组织更有可能推迟办公大楼的开放。另一个描述该组织规避风险的例子是硬件故障。除非每台设备都在新地点进行了测试,否则无法保证首次使用时设备能正常工作。或许,从信息技术方面来看,默许存在 1% 的失败率,并且有缓解措施,包括在上线发布时有信息技术人员负责处理异常设备。从理论上讲,新型电脑推车 1% 的故障率听起来并不是个很大的风险。然而,在关键的治疗(如抢救或紧急入院)期间,如果推车故障或无法连接,则可能对护理人员带来灾难性影响。对不能容忍风险的组织来说,这将导致项目失败。

　　使用像失效模式及效益分析(FMEA)这样的工具可以帮助利益相关者确定优先次序并控制总体风险。根据医疗改善研究所(IHI)所述,失效模式及效益分析是"通过评估某个过程以识别故障发生的位置和方式,并评估不同故障间的相对影响,为了能找到该过程最需变动的部分的一种系统性的、主动的方法"(IHI,2017)。失效模式及效益分析包含对以下问题的审查,以评估潜在的风险:

- 会出现什么问题。(失效模式)

- 为什么会失败。(失败原因)

- 每次失败的后果是什么。(失败的影响)

　　项目经理可以使用此工具为潜在风险制订缓解计划,这有助于在问题发生前确定解决问题的方法。失效模式及效益分析是主动纠正流程,并非等到风险变成问题后才解决,因此它是确定风险缓解计划的好工具。无论组织的风险容忍度如何,让利益相关者考虑到风险可能性和影响是整个项目成功的关键。

10.5.3 资源约束

　　另一个制约整体项目成功的因素是资源——人力、技术和财务。以我们的培训为例，资源包括培训师和培训材料。不是每个人都能自己不经培训就培训他人。为了制定新办公大楼的材料，培训师需要了解当前和未来的进程，以便恰当地专注在培训上。此外，培训师需要一些制定培训材料的技巧，一些能用在该项目中的方法。如果打算使用电子培训材料，最佳的措施是要有足够的计算机，让每个学生都有自己的计算机。此外，纸质和电子材料应适用于所有类型的学员，并满足《美国残疾人法案（1990 年）》（Americans with Disabilities Act [1990]）的规定或其他可读性规定，如国家卫生研究院（NIH）的 PRISM 可读性工具包（PRISM Readability Toolkit）（Ridpath，Greene & Wiese，2007）。如果没有有关制定和递交培训的正确资源，这种组织约束则是失败的。

　　这种约束的另一个例子是需要特殊的信息技术能力，例如能够在电子医疗记录（EHR）中构建新的程序框图或配置新的电脑推车。此外，电脑推车本身是一种必需资源，需要及时在新办公大楼中进行测试和安装。这些资源对项目来说是必要的，必须能在时间表的特定时间使用。项目经理可以在工作计划中管理人力、技术和财务资源。订购、接收、测试和安装电脑推车的预计日期，以及每个步骤所需的资源，都可以添加到工作计划中。当资源添加到工作计划时，花费在项目上的时间也随之增加。通常，默认资源时间与任务时间匹配。虽然用于测试电脑推车的资源可能也要用于整个测试和安装任务期间，但并非所有任务都是如此。例如，如果计划在 1 个月内完成评审一个政策和程序的任务，那么分配给该任务的每个资源将有一个月的有效时间。然而，这些资源不太可能花费一整个月来评审政策和程序。因此，除了任务的持续时间外，项目经理还需要估计每个资源将花费在每个任务上的时间。这不会影响任务持续时间，但会影响计划每个资源花费在项目上的时间。例如,如果一个资源每周只有 8 小时用于这个项目,那么所有任务每周的总时间不应该超过 8 小时。项目管理软件可以极大地确保人员在项目中不会被安排过度。

10.5.4　可持续性约束

项目经理为了组织成功而需要管理的下一个约束是可持续性,包括社会、环境和经济。社会影响包括基本的劳动惯例、习俗和道德行为。例如,项目需要考虑"典型的"工作时间。如果不允许加班,任何额外的工作都需要增加计划或资源,或导致范围减少。在医疗项目中,环境影响不那么明显。一个可能影响这个项目的例子是关于减少计算机"浪费"的文化规范。也许该组织希望设备能使用5~7年,而更早替换会受具体业务的影响。如果这是我们新办公楼的情况,组织可能希望当前在旧楼使用的电脑推车会随着每个科室的移动到新办公楼。这将减少在新办公楼中测试电脑可能性的工作。项目经理需要平衡可用软件的风险和组织减少计算机"浪费"的期望。经济影响包括投资回报、业务灵敏性和经济稳定性。为了使新大楼获得成功,需要有足够的病人来填满床位,并且必须尽量减少因搬迁造成的停工时间。需要的大楼建造证书将确定新床位的投资回报。然而,这就需要项目经理制订一个最少停工时间的激活计划,否则组织可能会视为项目失败。

10.5.5　组织过程和顾客满意度约束

组织过程和客户满意度是两个同时存在的约束。每个组织都有自己的文化,这通常会影响满意度的定义。一段最初被认为是彼得·德鲁克(Peter Drucker)的名言被许多战略家引用,那就是"文化吞噬了战略"。正如有些组织是抵制风险或是容忍风险的,一些组织希望项目工作接近完美。问题是任何项目中正常的组成部分但有些组织会对发现的问题数量感到惊讶。他们可能会把问题数量等同于糟糕的工作。有经验的项目经理则期望出现问题，并经常鼓励团队将这些问题记录下来，以减少项目后期的意外情况。项目经理需要按照组织的风格进行管理，以提高满意度。以问题为例，除了解决问题，项目经理可以公布项目产生的"典型"问题的数量，有助于组织明白问题是任何项目的一部分。通过这种方式，组织能更好地理解什么是项目中可接受的。

组织内部的沟通也会影响客户满意度。项目通常有发起人，发起人通常负责与项目的外部人员沟通。发起人需要了解项目是如何运行的，并能够向组织的其他成员介绍。再次以问题为例，如果发起人提到项目有许多正在处理的问题，组织中的其他人会将此视为一个问题，并猜测项目遇到麻烦。相反地，如果发起人提到项目团队正取得进展，防止项目受问题影响，组织可能对项目的最后成功抱有更积极的看法。项目经理需要了解组织文化间的细微差别，以协助发起人和团队在项目"典型的"波折中工作。使用来自计划阶段的结果，RACI（谁负责、谁批准、咨询谁、通知谁）和利益相关者表格可以极大地帮助项目经理管理工作，最终使组织（客户）对项目结果感到满意。

10.6　测试

除了监视工作和管理项目问题、风险和约束之外，项目经理通常还负责执行和控制项目成功上线所需的测试。测试计划包括需要测试的具体内容以及作为成功测试的具体细节。大多数复杂的项目都有许多测试，从对每个项目或设备进行的单元测试开始，确保其正常运行。这项工作通常被假定是"构建"任务的一部分，在项目中并不总是作为单独的步骤。基于被"构建"的内容，集成、系统、回归和验收测试也可能是整个测试计划的一部分。以我们的硬件为例，应该对电脑推车和手持设备进行测试，以确保其能够访问所有需要的应用程序，并能够连接到新办公楼的实体端口。按照我们的电子病历修订版，所有系统中的病房应该是相同的，所以测试可以包括在电子病历中移动病人，并评估这种变化在实验室、药剂室、缴费系统中能否正确显示。在测试期间，应收集并报告问题和成功度量。此外，如果测试不顺利，项目经理需要制订缓解计划。例如，可以先解决这些问题，然后再进行测试。持续执行这些步骤直到完成所有测试。通常，一个项目在测试工作结束时有一个是否进行下一步的决定。项目经理负责收集构建和测试的结果，并将该信息呈给发起人和利益相关者，以决定项目是否应继续进行培训和激活的后续步骤。

10.7　激活

激活通常包括在实际上线发布前后的一段时间内准备好指挥中心、创建上线支持计划、对支持上线的资源进行的必要培训，以及在上线前后要如何管理问题。项目经理的职责是执行激活计划和进行从"构建"到上线支持的变更。在项目的这一部分，沟通和项目控制应该是主要重点。在复杂的项目中，可以每天或更频繁地报告项目状态，并且应包括仪表板和项目中使用的其他沟通工具。所有的利益相关者都应参加激活状态会议，这样他们就可以为所在的部门提供准确的信息。通常，这是许多工作人员第一次面对政策，使用新硬件，并在新大楼中治疗患者。他们会对自身工作的不同之处存有疑惑，很可能会发现因新大楼而修改的策略、硬件和应用方面的问题。项目经理的主要重点是确定优先级并管理已知问题，应最优先考虑不利于治疗和收费的问题。其他问题可以等到上线发布结束后再确定最佳的解决方法。在上线期间对硬件或软件进行大量变动通常会引发错误和后续的额外变动。通常项目经理负责控制哪些问题要在激活过程中解决，哪些问题直到能进一步分析其影响后才能解决。一旦完成上线发布，项目就该结束了。

第 11 章

收尾——专家

本章将涵盖收尾进程组，以第 7 章（收尾——新手）为基础，针对有经验的项目经理以及具有正式和成熟过程的组织。在这些实例中，已经为在此进程组中发生的预期活动定义了程序。项目结束始于所有可交付成果（产品、服务和结果）已经生产和接受。这通常发生在项目上线或启动时。

11.1　最终的项目文档

正如在第 7 章中讨论的，所有文档都应该定稿并归档。这些将成为未来项目的历史信息。通过回顾以前的项目文档，项目经理可以更好地计划他们的项目。历史文档提供了诸如可能出现的风险或问题、如何管理它们、完成具体活动所需的任务，甚至如何管理利益相关者等细节。有许多活动应该在结束期间完成。

项目经理应该审查所有的项目文件，并确保它们是最新的和完整的。对问题清单的审查将核实所有问题都已解决，所有文件都已完成，包括实际的解决方案。如果存在任何问题，应与项目发起人一起评估，以决定是否需要在项目正式结束之前解决这些问题，或者是否可以在项目之外分配和解决这些问题。如果准备在项目之外解决，则必须将它们分配给负责确保解决并完成关于如何解决的文档的人。这个决定和分配应作为问题的更新档案记录下来，并包括在项目的完成文档中。

11.2　项目和组织度量

项目经理应确保根据项目度量计划或项目范围编制和报告项目度量标准。第 9 章概述了项目和组织度量或成功度量之间的区别。所有项目度量标准应该最终确定，并在一份特定的报告中报告，或作为项目完成文档的一部分。虽然大多数的组织度量是在项目之外完成的，但是可能期望基线度量将在项目期间收集。如果是这种情况，项目经理应该确保它们已经在预期的时间框架内完成。

作为项目管理计划一部分的所有其他文件都应该最终确定。每个文档都应该更新，以反映项目期间实际发生的情况。根据组织定义的过程，这可以通过生成文档的新版本或在末尾的新部分中输入更新内容来实现，这样原始内容就不会改变。这些文档包括工作计划、群体管理计划、测试计划、启动计划，以及项目中包含的任何其他项目管理计划文档。

11.3　支持

项目团队通常在项目激活后的初始阶段提供支持。此活动的持续时间将取决于对用户的更改量。对于大多数项目来说，这可能会持续 1～3 周。在此期间，可能会有超级用户在单元上提供任何及时的培训，并成为报告实际问题的渠道。项目团队致力于在正式过渡到持续支持之前解决任何初始问题。在转换之前，项目团队应该与支持团队会面，进行与最终可交付成果和项目中包含的变更相关的知识转移。转移还应包括在项目团队不再参与的情况下，向用户提供如何获得支持的指导。与变更请求相关的沟通也应该包括在内，这可能包括标准配置和发布管理程序，或者对现有和新人员的持续培训的可用性。

11.4   合同收尾

如果这个项目有任何合同，应该正确地对其进行收尾。合同可以关于产品，软件，或者人员收编。在项目结束时，项目经理应该与签约人员确认合同中规定的所有工作已完成到让组织满意的程度。项目经理还将提供与正式结束合同所需的性能、度量和活动相关的所有请求信息。如果有多个合同，则对每个合同重复此过程。

11.5   经验教训

收集和记录经验教训的过程通常在项目结束时完成。这是对项目期间发生的事情的回顾，重点是确定有助于改进未来项目过程的经验教训。记住这一点，重要的是将这些作为经验教训记录下来，在未来应该做什么来改进过程。这可能是某些流程出了问题或者没有像预期的那样发生。它们也可能是一些进展顺利的事情，并真正为项目提供了好处。无论哪种方式，它们都是持续改进项目过程的经验教训。

有些项目经理在整个项目中收集经验，而不仅仅是在项目结束时。对于有些经验教训可能记不住的周期长的项目来说，这是一个有价值的实践。如果一个项目是分阶段实施的，那么在每个阶段之后都应该召开一次总结经验教训的会议。这为以后的每个阶段提供了改进的机会。

如上所述，这些都是经验教训，都应当加以记录。他们应该说明两点：做什么和为什么。下面是一些来自团队成员的评论示例，以及如何记录这些经验教训的示例。一旦收集到这些信息，应根据组织的程序将其记录下来。有些使用文档，而另一些可能有提供搜索功能的数据库。

- 评论——我们的团队有 5 个其他的项目,我们必须在这个项目的截止日期前完成,并且我们不清楚哪个项目优先。
- 教训——在开始一个新项目之前,项目经理应该意识到与其他正在进行的项目相关的优先级。如果与资源和时间表发生冲突,就设定明确的预期。
- 评论——激活清单有助于让每个人都专注于任务,但如果能进行一些预演,以确保我们理解完整的实施计划,那就更好了。
- 教训——验证正确的任务是否按照正确的顺序和正确的时间。这也有助于团队实践任何新任务(新系统)。如果出错,就重复。
- 评论——夜班感觉被忽视了,没有像白班那样得到超级用户和现场支持人员的全力支持。因此,我们必须自己学习这个系统。
- 教训——在准备启动时,确保每班都有最终用户支持。这确保所有员工在开始使用系统时都能访问资源。

项目结束时的最后活动是为了庆祝所有的努力和成功的完成,然后可以从项目中释放资源,以便进行新的分配。最后,项目经理应该遵循定义的行政收尾程序。这是一个内部活动,实际标记项目已完成。这可能包括一份最终状态报告,用完成日期更新项目列表,或者与利益相关者就完成状态进行沟通。

本章回顾了项目结束期间的一些活动。确保归档的完整文档为将来的项目提供历史和参考资料。经验教训文档允许对项目过程进行持续改进。完成文档提供了计划的内容与实际发生的内容之间的差距分析,以及发起者签署的时间,并表明他们接受并批准结束项目。最后,永远要记得庆祝团队的成功。

参 考 文 献

书籍

[1] PROJECT MANAGEMENT INSTITUTE. A guide to the Project Management Body of Knowledge : (PMBOK © guide) [M]. 6th ed. Newtown Square, Pennsylvania, USA: Project Management Institute, 2017.

[2] FINNELL J T. Clinical informatics study guide : text and review[M]. Cham <<[U.A.]>> Springer, 2016.

[3] HARRIS J L, ROUSSEL L, THOMAS P L, et al. Project planning and management : a guide for nurses and interprofessional teams[M]. Burlington, Ma: Jones & Bartlett Learning, 2016.

[4] HARVARD BUSINESS REVIEW. HBR guide to project management. [M]. Boston: Harvard Business Review Press, 2012.

[5] HOUSTON S M. The Project Manager's Guide to Health Information Technology Implementation, 2nd Edition[M]. Milton Productivity Press Ann Arbor, Michigan Proquest, 2017.

[6] KATHLEEN ANN MCCORMICK, GUGERTY B, MATTISON J E. Healthcare information technology exam guide for CHTS and

CAHIMS certifications［M］. New York：Mcgraw-Hill Education，2018.

［7］NOTE M. Project management for information professionals［M］. Waltham，Ma：Chandos Publishing，2016.

［8］SCHWALBE K，FURLONG D. Healthcare Project Management ：with a brief guide to Microsoft Project Project Professional 2016［M］. Minneapolis，Minnesota：Schwalbe Publishing，2017.

［9］SCHWALBE K. Information technology project management［M］. Australia ；United States：Cengage，2019.

［10］SENGSTACK P，BOICEY C，TAU T. Mastering informatics ：a healthcare handbook for success［M］. Indianapolis，In：Sigma Theta Tau International，Honor Society Of Nursing，2015.

文章

［1］2017 Hospital Construction Survey：Construction Projects. Retrieved June 21，2019 from https：//www. hfmmagazine. com/ articles/2749-hospital-construction-survey-construction-projects.

［2］3 Reasons Why Projects Fail and How to Avoid Them（2019）. Retrieved December 31，2019 from https：//www. villanovau. com/ resources/project-management/why-projects-fail-how-to-avoid-them/.

［3］BENNER，P. （1982）. From Novice to Expert. American Journal of Nursing，82（3）：402－407.

［4］BENNER，PATRICIA. （2004）. Using the Dreyfus Model of Skill Acquisition to Describe and Interpret Skill Acquisition and Clinical Judgment in Nursing Practice and Education. Bulletin of Science，Technology & Society，24（3）：188－99. https：//doi. org/10. 1177/0270467604265061.

［5］BENZ，M.（2018）. 10 Project Constraints That Endanger Your Project's Success. Retrieved December 31，2019 from https://www. projectmanager. com/blog/10-project-constraints-that-endanger-your-projects-success.

［6］COOKE-DAVIES，TERENCE J.，& ANDREW ARZYMANOW. (2003). The Maturity of Project Management in Different Industries: An Investigation into Variations between Project Management Models. International Journal of Project Management，May 28 – 31，2002，21 (6)：471 – 78. https://doi.org/10.1016/S0263-7863(02)00084-4.

［7］IHI. (2017). Failure Modes and Effects Analysis (FMEA) Tool. Retrieved March 20，2020 from http://www.ihi.org/resources/Pages/ Tools/ FailureModesandEffectsAnalysisTool.aspx.

［8］Feedback Drives Health Facility Design Processes. Retrieved June 21，2019 from https://www. hfmmagazine. com/articles/2665-feedback-drives-health-facility- design-processes.

［9］KANTOR，B. (2018). The RACI matrix: Your Blueprint for Project Success. Retrieved January 5 from https://www. cio. com/article/ 2395825/project-management-how- to-design-a-successful-raci-project-plan.html.

［10］KINSER，J. (2008). The Top 10 Laws of Project Management. Paper presented at PMI © Global Congress 2008—North America，Denver，CO. Newtown Square，PA：Project Management Institute.

［11］LARSON，R.，& LARSON，E. (2009). Top Five Causes of Scope Creep ... and What to Do About Them. Paper presented at PMI © Global Congress 2009—North America，Orlando，FL. Newtown Square，PA：Project Management Institute.

［12］LEONARD，M.，BONACUM，D.，& GRAHAM，S. （2017）.

Institute for Healthcare Improvement SBAR: Situation-Background-Assessment-Recommendation. Retrieved September 26, 2019 from https://www.lsqin.org/wp-content/ uploads/2017/08/SBARTechniquefor Communication.pdf.

[13] Overview of PivotTables and Pivot Charts, Retrieved December 31, 2019 from https://support. offce. com/en-us/article/overview-of-pivottables-and-pivotcharts- 527c8fa3-02c0-445a-a2db-7794676bce96.

[14] PARKINSON, C. (1957). Parkinson's Laws and Other Studies in Administration. Boston, MA: Houghton Miffin Company. Retrieved October 13, 2019 from http://sas2. elte. hu/tg/ptorv/Parkinson-s-Law.pdf.

[15] RIDPATH JR, GREENE SM, & WIESE CJ. PRISM Readability Toolkit, 3rd ed. Seattle, WA: Group Health Research Institute, 2007. Retrieved December 31, 2019 from https://www. nhlbi. nih. gov/fles/docs/ghchs_readability_toolkit.pdf.

[16] RHOADS, J. (1977). Overwork. JAMA, 237(24): 2615 - 2618. doi: 10.1001/ jama.1977.03270510037018.

[17] Smooth Operator: How to Set up a Hospital Ward. Retrieved June 21, 2019 from https://www. nursingtimes. net/roles/nurse-managers/smooth-operator-how-to- set-up-a-hospital-ward/5026844. article.

[18] The Standish Group (Standish). (1994). The Chaos Report. Retrieved August 6, 2019 from https://www.projectsmart.co.uk/white-papers/chaos-report.pdf.

[19] The Standish Group (Standish). (2015). The Chaos Report. Retrieved August 6, 2019 from https://www. standishgroup. com/sample _ research_fles/CHAOSReport2015-Final.pdf.

网站

[1] CIO Magazine. www.cio.com

[2] Healthcare Information Management Systems Society (HIMSS). www.himss.org

[3] Project Management Institute (PMI). www.pmi.org

索　引